免疫専門医が毎日飲んでいる長寿スープ

藤田紘一郎
東京医科歯科大学名誉教授

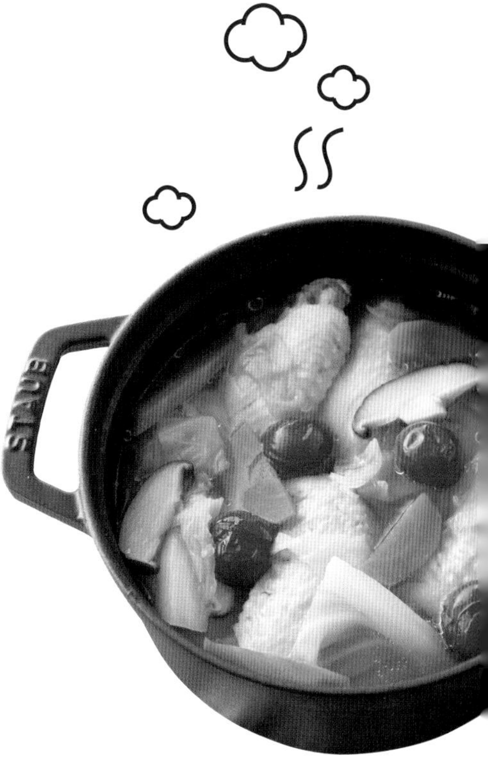

ダイヤモンド社

はじめに

元気で長生きするために
免疫力を高めて
病気を追い出そう

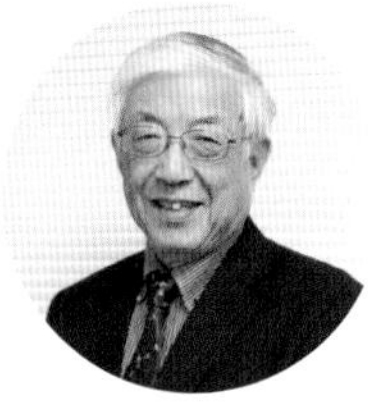

私は30代のころ、整形外科医として働いていたときに感染免疫学と出会い、以来約50年にわたり、免疫の専門医として研究を続けています。

とはいえ、これまでずっと摂生をしながら健康体で過ごしてきたかというと、実はそうではありませんでした。50代の半ばくらいまでは食べたいものを食べ、お酒も飲みましたし、不摂生ばかりしていました。痛風や糖尿病もあり、髪も薄く、どちらかといえば不健康だったと思います。これではいけない！　と一念発起して、体にいいとされるさまざまな食事法を自らの体を実験台にして研究するようになりました。

その中で、今も続けているもののひとつが「スープ」です。スープに出会ってから、大きな病気はもとより、風邪ひとつひかない健康的な体を取り戻しました。

長寿に効く栄養素が体にしみ込む！

そのスープとは、ずばり、腸を強くするスープです。実は免疫細胞の70％は腸に存在しています。腸を健康にすれば、免疫力が高まり、病気にかかりにくくなります。

では腸を健康にするというのは、どんなことなのでしょう。腸には善玉菌、悪玉菌、日和見《ひよりみ》菌という3種類の菌が存在します。読んで字のごとく、善玉菌は免疫力をアップし、体を健康にする菌、悪玉菌はその逆です。日和見菌というのは、善玉菌にも悪玉菌にもなりうる菌で、全体の約70％がこれ。善玉菌、悪玉菌が残りの15％くらいずつになります。このバランスはそれほど大きく変動することはありませんが、食事で日和見菌を善玉菌に変え、善玉菌の割合を20％くらいまで増やすことはできます。善玉菌の割合を増やし、優位に立たせることが、健康作りのカギとなるのです。

本書では、腸を強くする食材を使った様々なおいしいスープを紹介しています。毎日の食事にこの「長寿スープ」をプラスすれば、免疫力が高まり、病気になりにくい強い体を作ることができます。まずは2週間続けてみてください。少しずつでも体は変化していくはずです。

免疫専門医が今伝えたい

私が毎日スープを飲む理由

私は50代も後半になって、食生活を変えることでさまざまな病気や不調を克服し、健康な体を取り戻しました。

そんな実体験をきっかけに学んだのは「だれでも50歳を超えたら、体質や代謝の仕方が大きく変わる」という事実です。

体内では、2つのエンジンが助け合いながら動いています。50歳までは、糖質を使って32〜36℃で活発化する「瞬発力を出すエンジン」が活発ですが、50歳を過ぎると酸素を使って37℃以上で活発化する「持続力を生み出すエンジン」をメインに使うことが大事になります。

若い頃の食習慣を続けていると、持続力を生むエンジンの働きをじゃまして活性酸素を生み出したり、糖質が過剰になり、肥満や糖尿病を招いたりします。その切り替えのためには、糖質を控えた食事や、体を温めたり、腸を整えたりする食事が大切。そこで役に立つのが「スープ」です。毎日のスープは人生を変える食事の主役になるはずです。

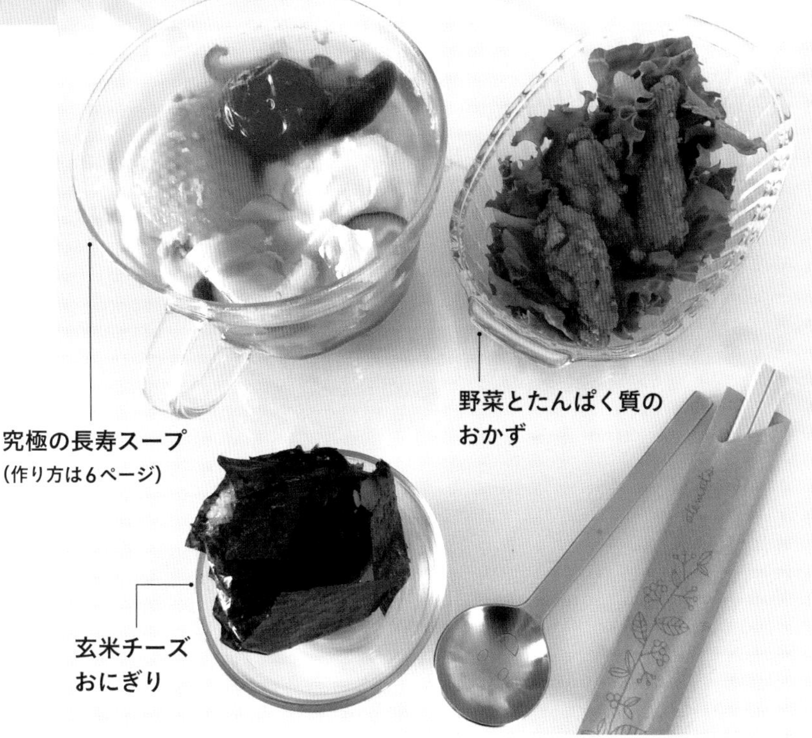

藤田家の食卓〜ある日の昼食〜

上の写真は私がいつも食べている昼食です。食材は変わっても、大体こんな感じです。メインのスープは骨つきの肉や魚をたっぷりの野菜と煮込み、溶け出たうまみや栄養を丸ごといただきます。それと、良質なたんぱく質を取り込むためのおかず、食物繊維やビタミン類が豊富で糖質控えめの玄米ベースのおにぎりです。腸を整える発酵食品として、チーズを混ぜ込んだりします。

50歳を過ぎたら、これまで通りというわけにはいきません。食習慣を見直し、病気にかかりにくい体作りを目指しましょう。

免疫専門医が毎日飲んでいる

簡単、おいしい、続けやすい！
究極の「長寿スープ」の作り方

材料（作りやすい分量）

鶏手羽先	4本
キャベツ	1/4個
にんじん	1/2本
しいたけ	2枚
ミニトマト	6個
塩、こしょう、酢	各少々

時間 30分

エネルギー	142kcal
たんぱく質	3.8g
糖質	11.6g
塩分	0.8g

作り方

1. キャベツは大きめのひと口大に切る。にんじんは縦半分に切り、斜め薄切りに、しいたけは薄切りにする。
2. 鍋に**1**と鶏手羽先を入れ、ひたひたの水を注いで煮立てる。
3. 弱めの中火で20分ほど煮て、野菜がやわらかくなったら、塩、こしょうで調味し、酢をひと回しする。

藤田家の台所

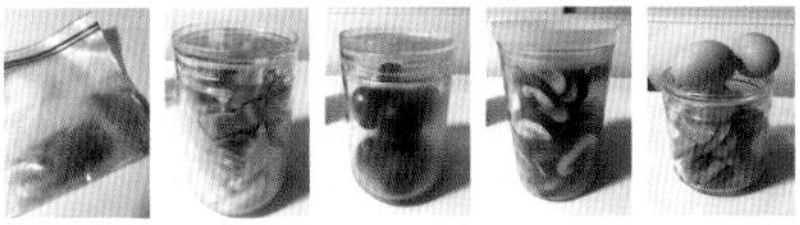

すべてを鍋に入れる

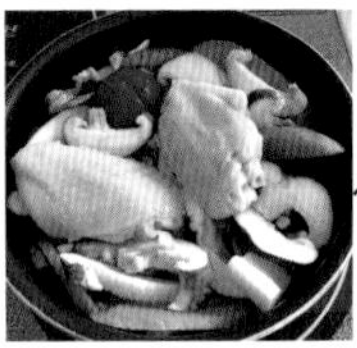

煮込んでできあがり

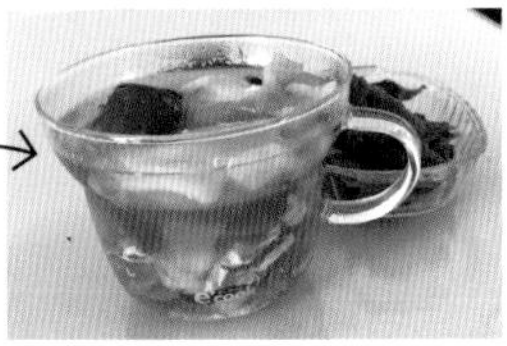

あまり難しく考えずに、冷蔵庫にある野菜や骨つき肉などを入れてことことと煮込んでみましょう。野菜と肉のうまみがじんわりと溶け出てくるので、味つけは塩、こしょうだけで充分おいしく食べられます。仕上げに酢を加えるとさっぱりとして食べやすくなるだけでなく、水溶性食物繊維と合わさって、効率的に腸を健康にしてくれます。

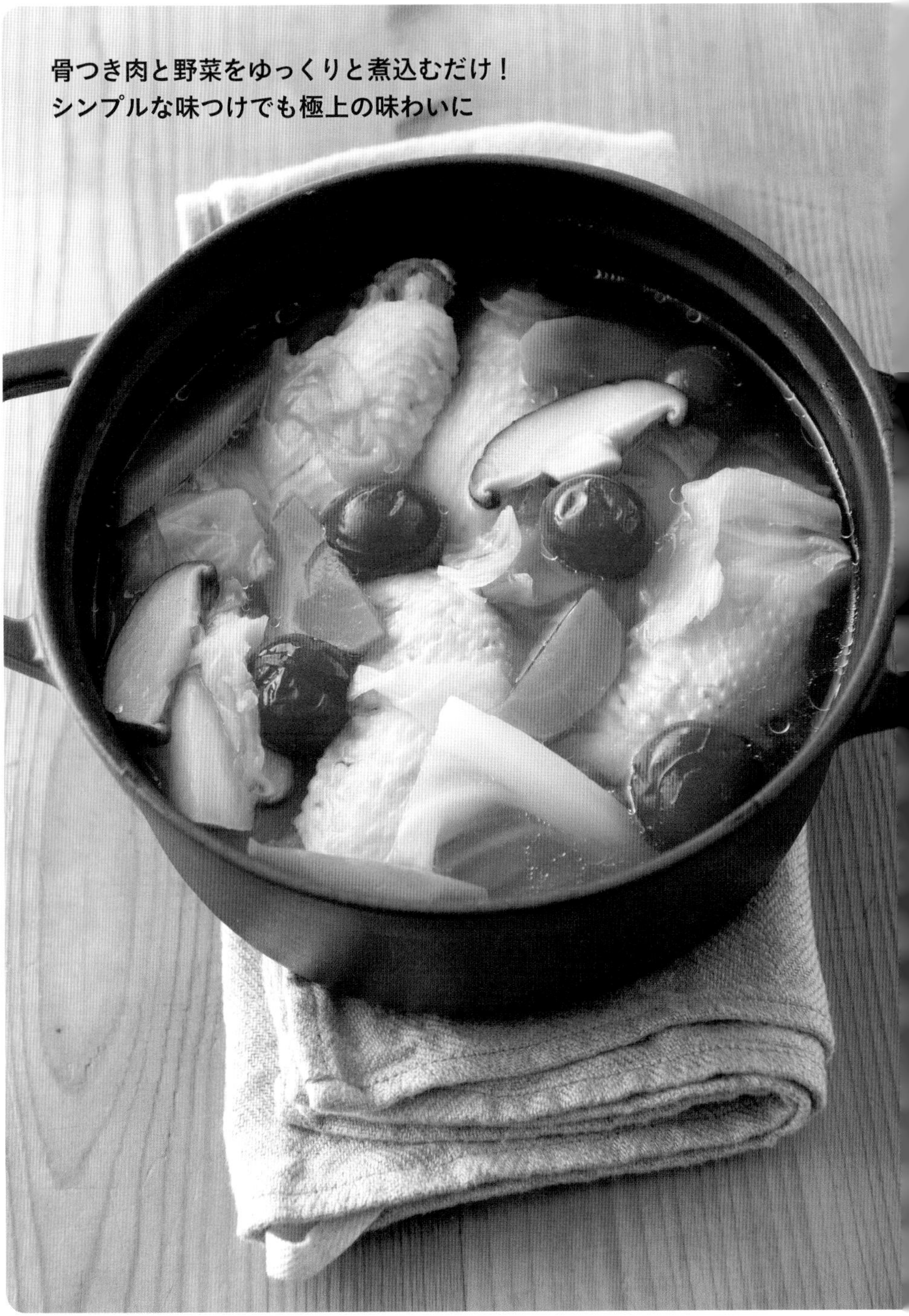
骨つき肉と野菜をゆっくりと煮込むだけ！
シンプルな味つけでも極上の味わいに

同じ食材でも調理法で健康効果が違う

スープにするとこんなにお得！

1

食材の栄養を丸ごと
ムダなく吸収

食材の栄養素や成分には、水溶性のものが多くあります。ゆでたり煮たりすることでそれらは溶け出してしまいますが、煮汁ごといただくスープなら、それらを逃すことなく、ムダなく吸収できます。

煮込むことで野菜がやわらかくなり、かさも減るため、ムリなくたっぷり食べられるのもスープのいいところです。食欲のないときは煮汁だけ飲んでも栄養がとれます。

2

食べやすく
体に吸収されやすい

じっくり煮込むことで、うまみや栄養の溶け出たスープはもちろん、食材もすべて消化のよい状態になっています。つまりスープにすることでさまざまな栄養が、胃や腸に負担をかけることなく、スムーズに体内に吸収されやすくなります。

胃腸の弱い方や、食欲のないときにも取り入れやすいので、毎日続けやすいというメリットもあります。

3
冬は温かく、夏は冷やして
体の内側から体温調節

具だくさんの温かいスープは、体を内側からじんわりと温めてくれます。体が温まると血行がよくなり、内臓の働きがアップ。体調を整えてくれます。

体に熱がこもりがちな暑い季節には、冷やしておいしいスープや、ヨーグルトやフルーツベースの冷たいスープもおすすめです。体の余分な熱を取り除いてくれるだけでなく、さまざまな栄養とともに汗で失われる水分を補給することにもつながります。体温調節のできるスープは、一年中楽しむことができます。

4
料理が苦手でもOK
煮るだけでおいしい

スープ作りは難しくありません。具材を鍋に入れ、あとは鍋まかせでことこと煮込むだけででき上がります。肉や魚のうまみ、野菜の甘みがたっぷりと溶け出てくるので、ほんの少しの調味料を追加するだけで、充分おいしいスープになります。

料理が苦手だったり、忙しくて手の込んだものは作れないという人でも大丈夫！　より簡単な「お助け長寿スープ」も紹介しています（36〜39ページ）。こちらは火を使わずに、混ぜるだけのお手軽スープです。ぜひ試してみてください。

目次

免疫専門医が毎日飲んでいる 長寿スープ

はじめに　2

免疫専門医が今伝えたい
私が毎日スープを飲む理由　4

免疫専門医が毎日飲んでいる
簡単、おいしい、続けやすい!
究極の「長寿スープ」の作り方　6

同じ食材でも調理法で健康効果が違う
スープにするとこんなにお得!　8

腸を強くするとストレスにも強くなる
腸内細菌のバランスが、幸せホルモンの合成を左右する　18

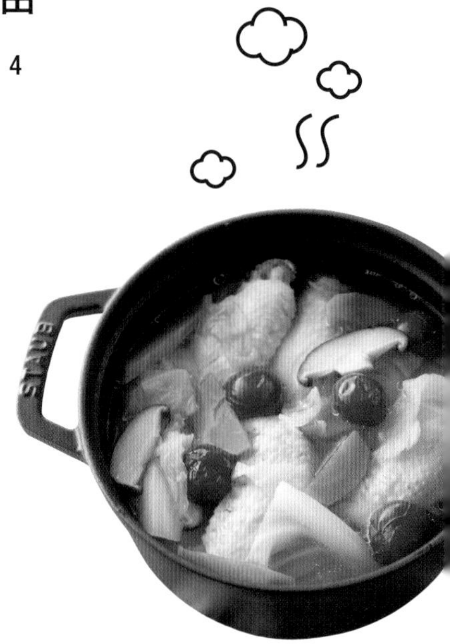

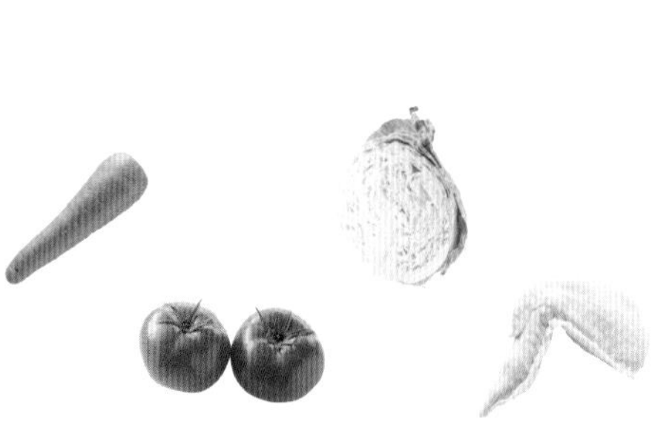

1章

免疫専門医が飲んでいる　長寿スープ入門

まさに医者いらずの最強の武器

「免疫力」は自分で高められる　20

「免疫力」は腸で7割作られる！　22

長寿スープの基本食材

① 野菜に含まれる食物繊維・抗酸化成分の健康効果とは？　24

② 発酵食品の健康効果とは？　28

③ 骨つき肉・魚の健康効果とは？　32

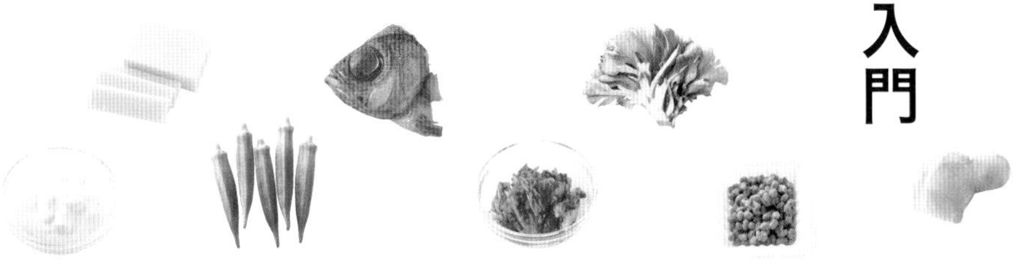

超時短！注ぐだけ！
困ったときの1人分お助け長寿 温 冷 スープ

● 梅干しとおかか、のりのスープ 36
● しらすととろろ昆布のスープ 36
● まぐろとすりごまのスープ 37
● 塩昆布とトマトの緑茶スープ 37
● ガスパチョ風トマトスープ 38
● しば漬けヨーグルトスープ 38
● めかぶの豆乳スープ 39
● ぬか漬けと焼き油揚げ、ちりめん山椒の緑茶スープ 39

この本の見方 40

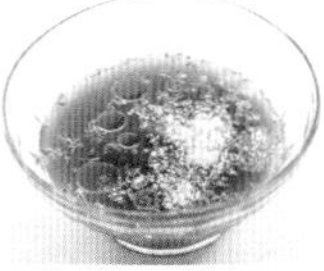

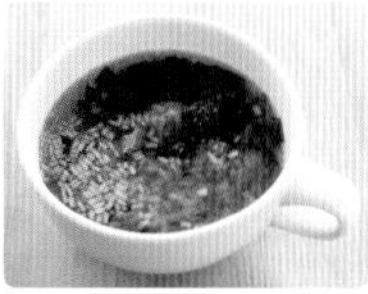

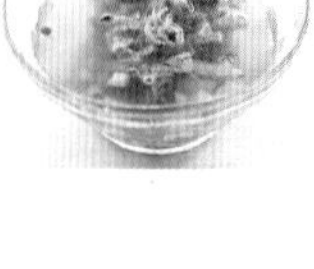

2章

野菜の長寿スープ

キャベツとしらすのしょうがスープ 42
なすとアンチョビのトマトスープ 44
玉ねぎのカレーミルクスープ 46
にんじんのポタージュ 48
ごぼうのハーブスープ 50
カリフラワーとブルーチーズのスープ 51
きのこの酒粕チャウダー 52
なめこと豆腐のサンラータン風 54
マッシュルームのスープ 55
ひじきとごぼう、にんじんのきんぴらスープ 56
わかめと豚肉のおろしスープ 58
のりと豆腐のしょうがスープ 59
トマトとハーブのスープ 60

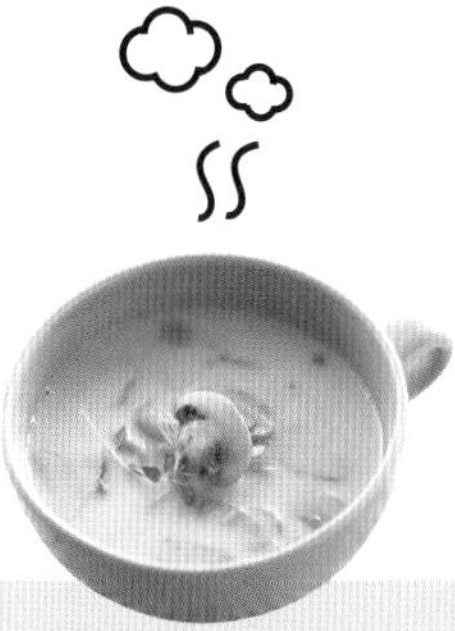

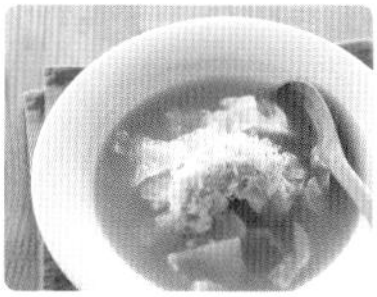

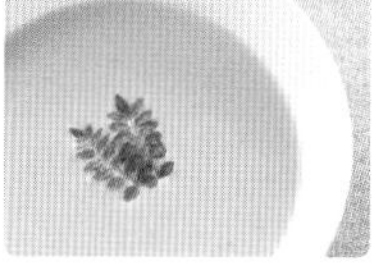

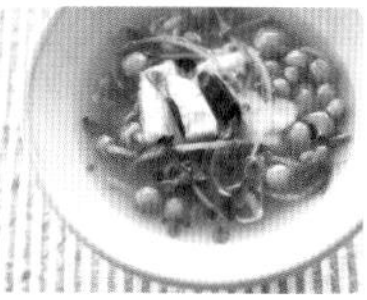

ほうれん草ときくらげの卵スープ 61
白菜とさけ缶のスープ 62
モロヘイヤと牛肉のミルクスープ 63
クレソンと鶏レバーのスープ 64
オクラとえび、レンズ豆のチリスープ 65
豆乳とろろ汁 66
アボカドヨーグルトスープ 67
すいかのピリ辛スープ 68

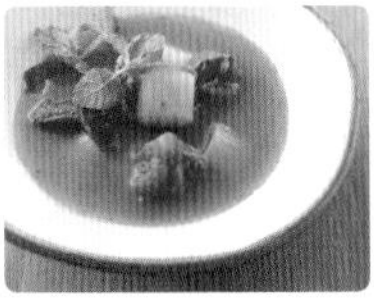

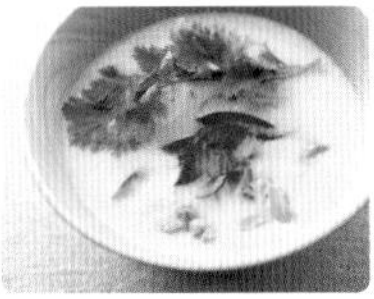

3章 発酵食品の長寿スープ

えのきとチンゲン菜のキムチスープ 70
納豆とモロヘイヤのスープ 72
キムチと厚揚げのスープ 74
納豆とオクラ、めかぶのみそスープ 75

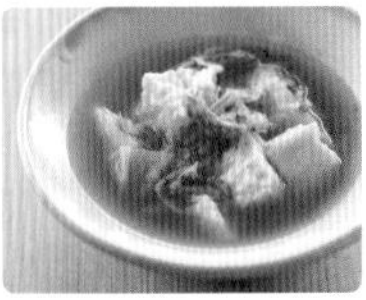

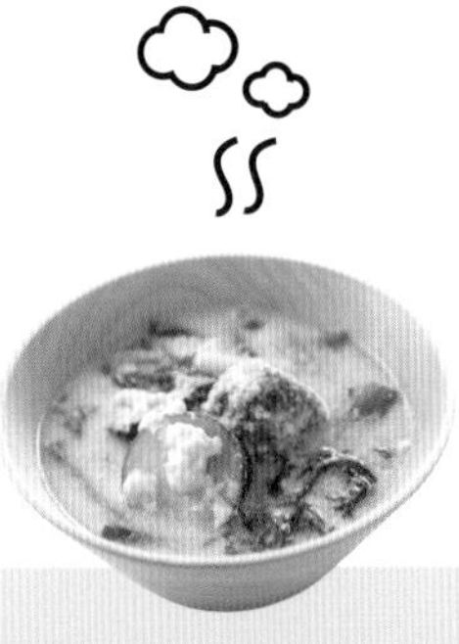

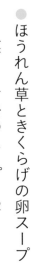

●大根おろしと豆腐の塩麹スープ　76
●ビーツと牛肉の塩麹スープ　78
●セロリのカレースープ　79
●りんごのスープ　80
●さつまいもともずくの梅酒粕スープ　81
●白菜漬けと豚肉のスープ　82
●きゅうりのぬか漬けともずくの冷製スープ　84
●高菜漬けとひき肉の豆乳スープ　86
●しば漬けとレタス、豆腐のスープ　87
●にんにくのヨーグルトスープ　88
●オニオングラタンスープ　90
●カラフルヨーグルトスープ　92
●ミモザスープ　93
●焼き野菜と山いものみそスープ　94
●かぼちゃの呉汁　95
●枝豆のすり流し　96

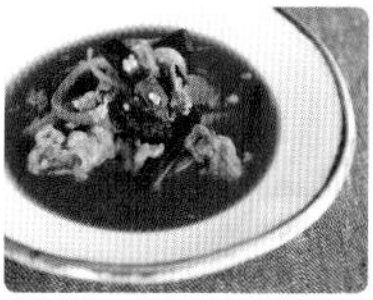

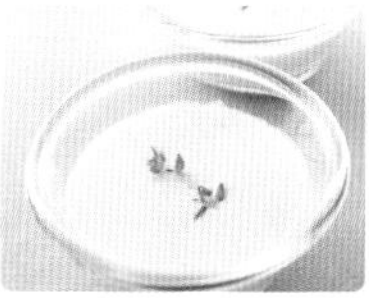

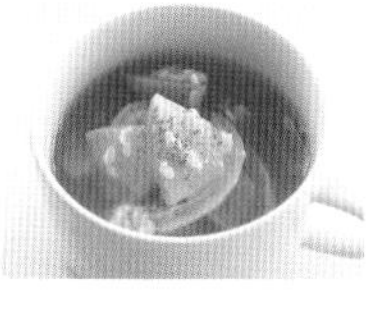

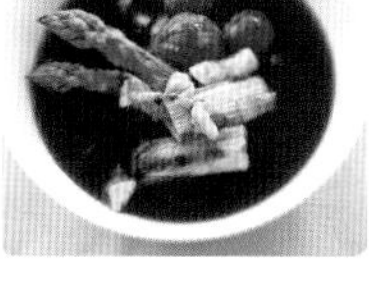

4章

肉・魚の骨だしの長寿スープ

●鶏スペアリブとオクラのトマトスープ　98
●手羽先とマッシュルーム、トマトのスープ　100
●手羽先とカリフラワーのクリームスープ　102
●手羽先とレタスのスープ　103
●手羽元とごぼうのみそスープ　104
●手羽元とキャベツのカレースープ　105
●豚スペアリブと昆布のスープ　106
●豚スペアリブとビーツのスープ　108
●豚スペアリブのカムジャタン風スープ　109
●ぶり大根スープ　110
●鯛とかぶの和風スープ　112
●ぶりと干ししいたけのカレースープ　114

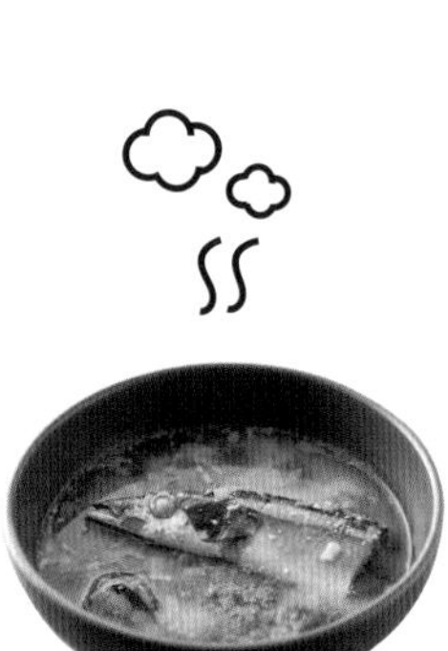

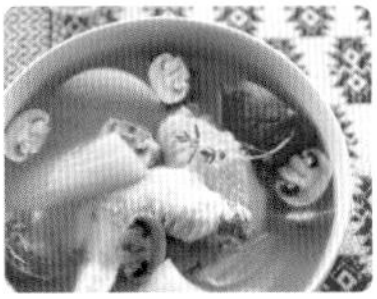

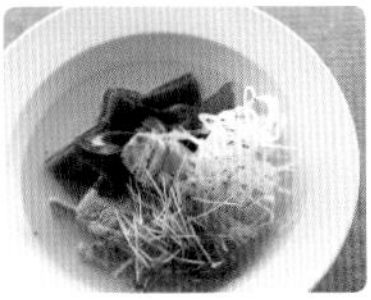

● 鯛とキャベツのハーブスープ 115
● いわしのレモンスープ 116
● いわしと高菜漬け、にらのスープ 117
● さばと大根、もずくのスープ 118
● あじとミニトマト、わかめのスープ 119
● さんまのヨーグルトスープ 120
● 金目鯛とトマトのスープ 121
● かれいとレンズ豆のスープ 122

材料別索引 123

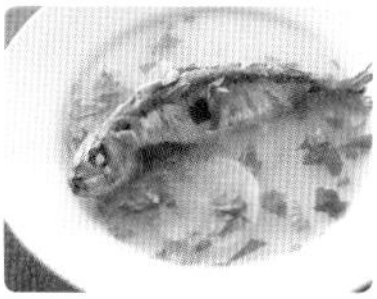

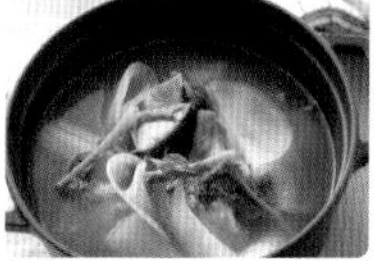

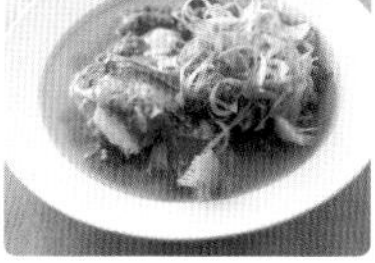

腸を強くするとストレスにも強くなる

腸内細菌のバランスが、幸せホルモンの合成を左右する

気分や感情をコントロールして、幸福感や安心感をもたらす神経伝達物質があります。それが「セロトニン」。セロトニンは幸せホルモンと呼ばれ、人間の体内に10mgほど存在しています。

　このセロトニンは、約10mgのうち、およそ90％が腸に存在しています。残りは血液中に約8％、脳に約2％となっています。脳ではなくて腸に多いのは、腸でセロトニンを合成しているからです。

　セロトニンは体内で、食品中のトリプトファンというアミノ酸から作られます。それならトリプトファンをたくさんとればいいかというと、そうではありません。セロトニンの合成には腸内細菌が大きく関わっており、腸内細菌のバランスがよくないと、セロトニンを充分に合成することができないのです。

　つまり腸内環境がよければ、セロトニンが充分に分泌されるため、心の状態は安定して、幸せを感じやすく、腸内環境が乱れれば、セロトニン不足となり、イライラや不安に襲われやすくなります。

　腸の強化は、心や感情の安定にも大切なことなのです。

1章

免疫専門医が毎日飲んでいる
長寿スープ入門

まさに医者いらずの最強の武器

「免疫力」は自分で高められる

「いつまでも健康で、長生きしたい」。これはだれもが思っていることです。では健康で長生きするためには、どうしたらよいのでしょうか。できるだけ病気にかからない、病気にかかっても重症化せずに健康を取り戻せる体作りが大切です。そのために必要なのが、免疫力です。

免疫とは、インフルエンザなどのウイルスや細菌から体を守り、病気にかかることを防いだり、病気にかかったとしても、病気を治そうとしたりする力のことです。日頃から免疫力を強化しておけば、がん細胞を抑え込んだり、体の若々しさをキープできたりします。さらにはうつ病などの心の病気を予防することにもつながります。

免疫力を強化するには、免疫細胞の7割が存在する腸を強化することと、体の老化を促す活性酸素を抑え込むことが大切です。いずれも食生活が大きく影響してきます。食生活を見直すことで、免疫力を強化し、病気になりにくい健康な体を作ることができるのです。

○ 免疫力が上がると

がんに負けない体に

毎日約5000個出現している
がん細胞を攻撃します。

うつ病など様々な心の病気を予防

腸内細菌が脳に
幸せホルモンを送ります。

× 免疫力が下がると

アレルギー性疾患の発生

アトピー、ぜんそく、花粉症
などが起こります。

自己免疫疾患の発生

自分の免疫力で自分の組織
を攻撃して病気を作ります。

免疫の働き

感染防御

インフルエンザなどの
病原ウィルスや病原菌からの
感染を予防します。

健康維持

疲労回復や病気などの
快復、ストレスに強い体を
作ります。

老化予防

新陳代謝を活発にし、
機能低下や細胞組織の
老化を防ぎます。

「免疫力」は腸で7割作られる！

腸は食事で得た食べものから栄養を吸収し、老廃物を便にして排出するという役割を担う器官です。でも腸の役割はそれだけではありません。
腸には免疫細胞の約7割が集まっています。この免疫細胞を活性化するのが、腸内細菌です。腸には、約２００種、１００兆個もの腸内細菌が棲んでいます。この腸内細菌は、善玉菌、悪玉菌と、日和見菌の３つに分類されています。大切なのは、この３つの菌のバランス。日和見菌は体にとって「善」でも「悪」でもありませんが、どちらか強い方の味方をします。黄金バランスは、善玉菌20％、悪玉菌10％、日和見菌70％ほど。常に善玉菌を優位な状態にキープしておくことが、免疫力強化に重要なポイントとなります。

善玉菌を優位にするためには、食物繊維や抗酸化成分を多く含む野菜、善玉菌のえさとなる発酵食品や、腸のバリア機能を強化する短鎖脂肪酸などをしっかりとることが大切です。その近道となるのが「長寿スープ」です。スープを上手に毎日の食事に組み込めば、腸内細菌の理想的なバランスをキープして、免疫力を強化することができるのです。

腸内細菌の種類

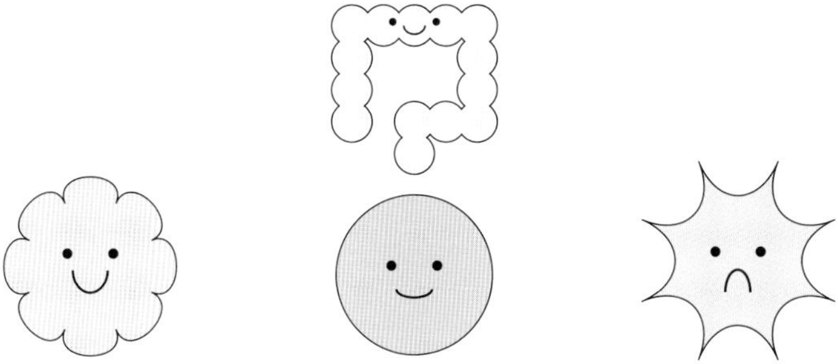

善玉菌

・乳酸菌
・ビフィズス菌など

日和見菌

・バクテロイデス
・連鎖球菌など

悪玉菌

・大腸菌
・ウェルシュ菌
・ブドウ球菌など

理想の腸内バランス

善玉菌

健康や美容に
いい働きをする
物質を作り出す

日和見菌

いいことも
悪いこともしないが、
強いほうの味方につく

悪玉菌

増えすぎると体に
害があるが、
有害な菌を
攻撃する役目もある

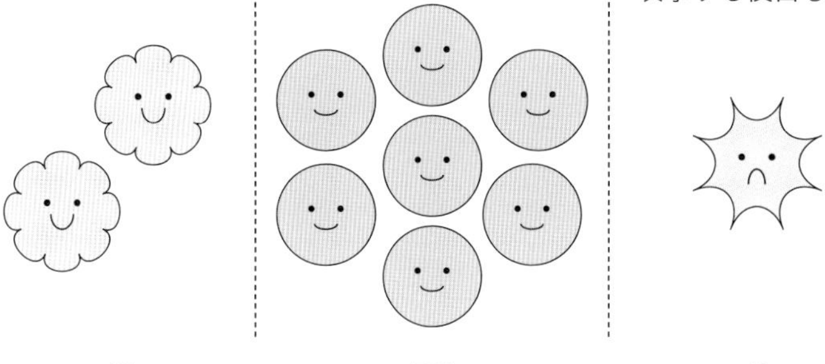

2 : 7 : 1

長寿スープの
基本食材①

野菜に含まれる食物繊維・抗酸化成分の健康効果とは？

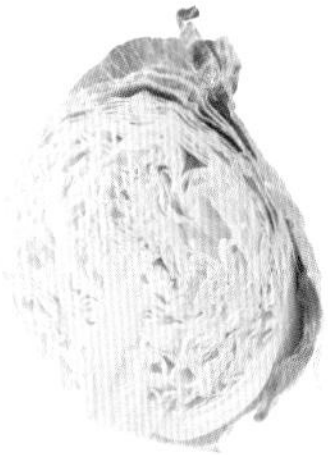

キャベツ

豊富に含まれるイソチオシアネートに強いがん予防効果が。スープならかさが減り、たくさん食べられます。

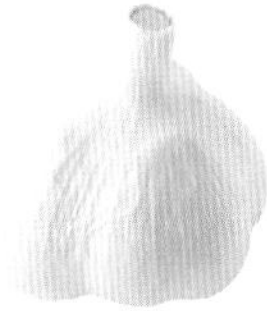

にんにく

デザイナーフーズ・ピラミッドの頂点にある食材。におい成分のアリシンに抗酸化作用や解毒作用があります。

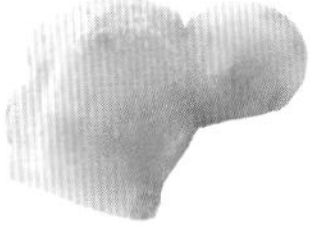

しょうが

しょうがには体を温める作用があります。適正な体温をキープして、免疫細胞を活性化させます。

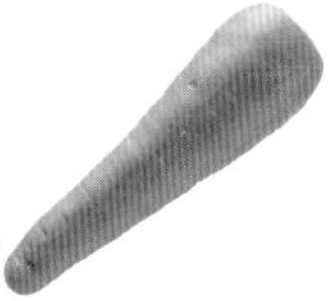

にんじん

にんじんの色素成分、β－カロテンは強い抗酸化作用を持ちます。皮膚や粘膜の健康維持にもおすすめ。

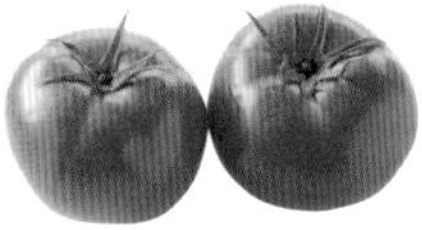

トマト

赤い色はリコピンという成分。強い抗酸化作用を持つフィトケミカルです。油脂と一緒にとると吸収率アップ。

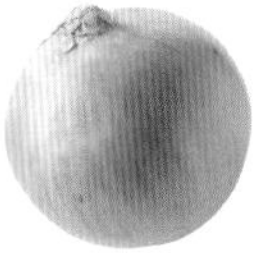

玉ねぎ

抗酸化成分のアリシンやイソチオシアネートを含みます。腸内の善玉菌のえさとなるオリゴ糖も豊富。

免疫細胞が活性化し、がん予防の可能性も

長寿の基本は、病気にかからないこと。そのためには、食習慣がとても大事です。左ページの図は、アメリカ国立がん研究所が発表した「デザイナーフーズ・ピラミッド」。いまや2人に1人がかかるといわれる身近な病気、がんの予防に効果があると考えられる食品を並べたものです。共通するのは「フィトケミカル」と呼ばれる成分を含むこと。フィトケミカルは

がん予防の可能性が期待できる食品・成分

デザイナーフーズ・ピラミッド

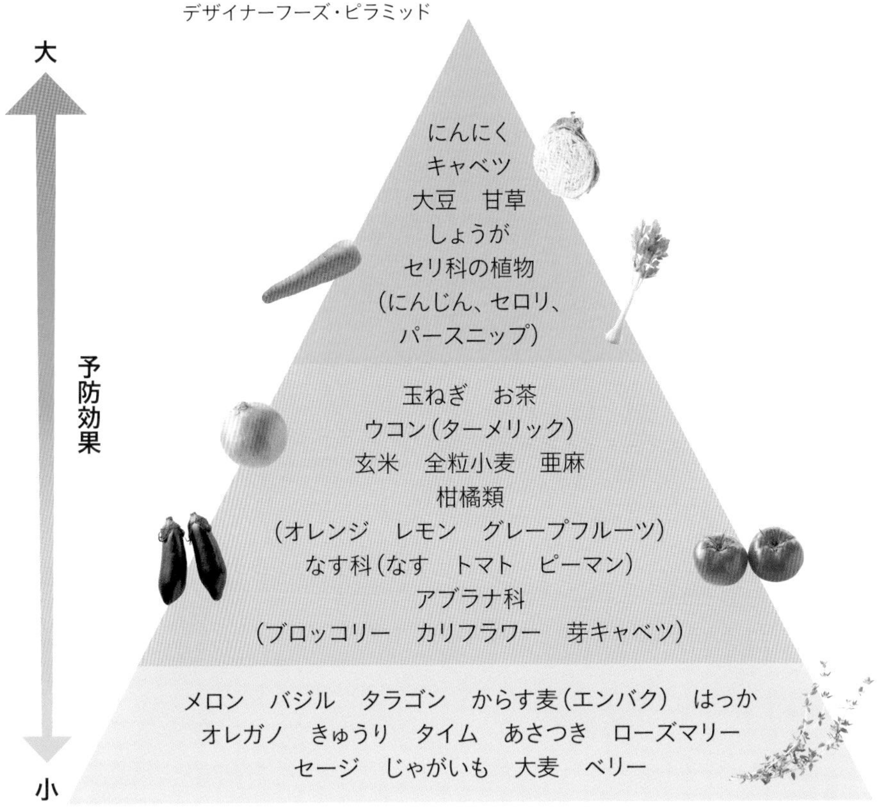

（アメリカ国立がん研究所）

ポリフェノールやカロテノイドなどの総称で、植物性の食品が持つ機能性成分です。体内で悪さをする活性酸素を、強い抗酸化力で抑え込む働きがあります。

もうひとつ重要なのが、「食物繊維」です。食物繊維をしっかりとることで、体内に老廃物がとどまることなく排出され、腸内細菌のバランスが善玉菌優位となり、免疫力アップにつながります。また食物繊維には、血糖値やコレステロール値の上昇を防ぐ働きも期待できます。

食物繊維には不溶性と水溶性がありますが、スープなら、水溶性食物繊維もムダなくとれるというメリットがあります。

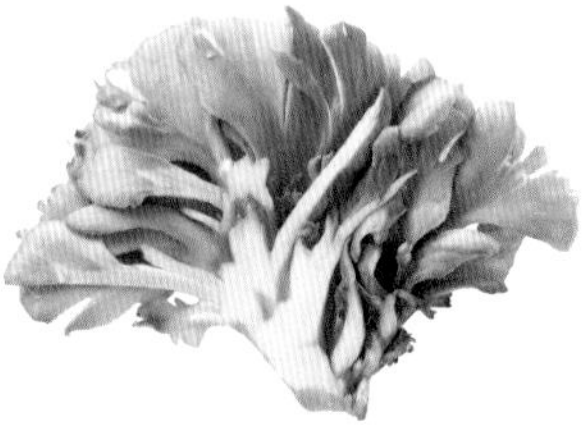

きのこ

きのこ全般には食物繊維が豊富。またβーグルカンという、免疫力アップに働く成分も多く含みます。

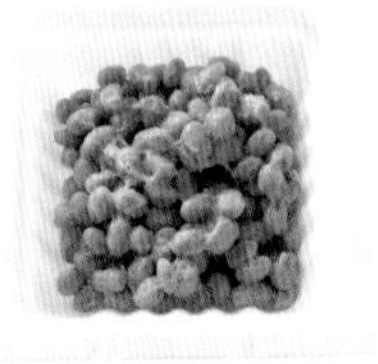

納豆

納豆は食物繊維のほか、血液さらさら効果のあるナットウキナーゼなど体にいい成分がたっぷり。

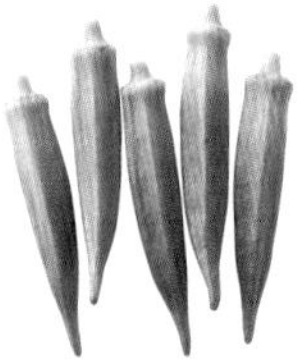

オクラ

ねばねば食材にも水溶性食物繊維が多く含まれます。オクラは強い抗酸化作用を持つβーカロテンも豊富。

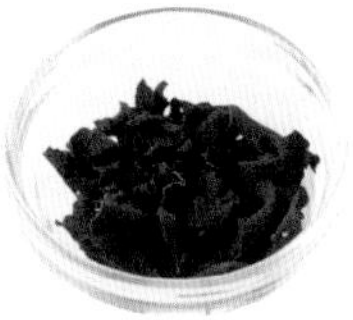

海藻

海藻はフコイダン、アルギン酸という水溶性食物繊維がたっぷり。各種ミネラルも多く含みます。

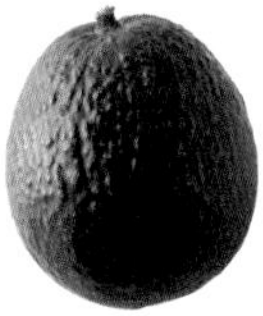

アボカド

食物繊維のほか、脳卒中や心筋梗塞などの発症リスクを抑える葉酸、抗酸化成分のビタミンEも多く含みます。

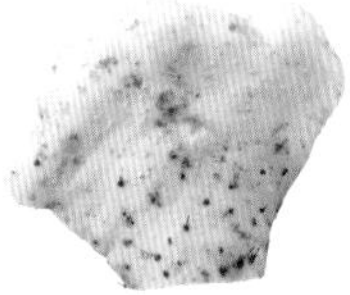

山いも

デンプン分解酵素を含む滋養強壮食材の代表格。特有の粘り成分が糖の吸収を抑える働きも。

腸が健康になり、糖尿病や肥満にも

食物繊維は、腸を健康にする「短鎖脂肪酸」を増やすのにも役立ちます。短鎖脂肪酸は、腸内の細菌が食物繊維を分解発酵することで生じる物質で腸内細菌を増やしたり、腸粘膜を修復したりするのに働くだけでなく、腸壁から吸収されて血液中に入り込み、細胞が脂肪を取り込むのにブレーキをかける役割も果たします。つまり、肥満を防ぐ働きも期待できるのです。短鎖脂肪酸はインスリン分泌を促すインクレチンを産生するため、糖尿病予防にもひと役買ってくれます。食物繊維をしっかりとると、こんなメリットもあります。

食物繊維をとるとどうなる？

体内に入った食物繊維

↓

腸で細菌により分解

↓

発酵

↓

短鎖脂肪酸が発生

↓

腸に短鎖脂肪酸が増えると？

↓

腸粘膜を修復する

腸内フローラが活性化する

腸内細菌が増える

糖尿病が改善される

肥満が解消される

体の炎症が抑制される

長寿スープの
基本食材②

発酵食品の健康効果とは？

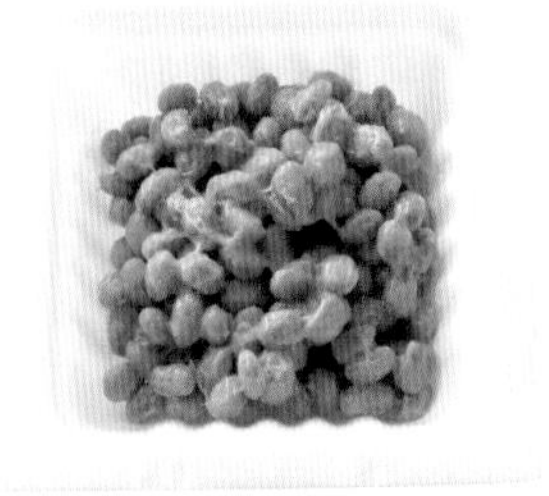

納豆

発酵食品の代表格。強い抗酸化作用を持つビタミンE、骨を強くするイソフラボンなど長寿におすすめの成分満載。

漬けもの
[キムチ・ぬか漬け・高菜漬けなど]

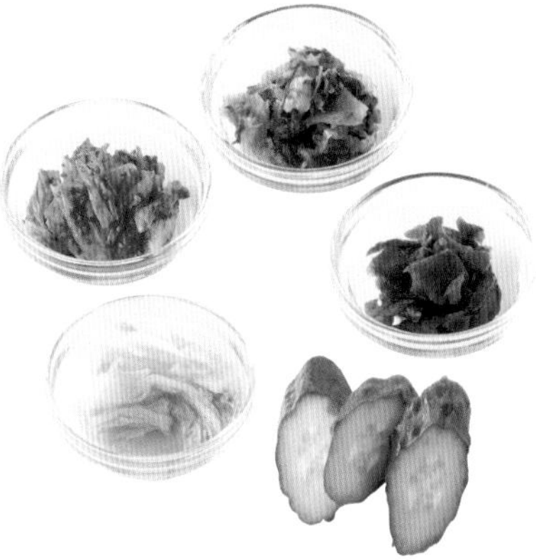

植物性の発酵食品は胃酸に強く、生きたまま腸に届きます。しっかりと乳酸発酵した漬けものは毎日の食事に取り入れやすいのでおすすめです。

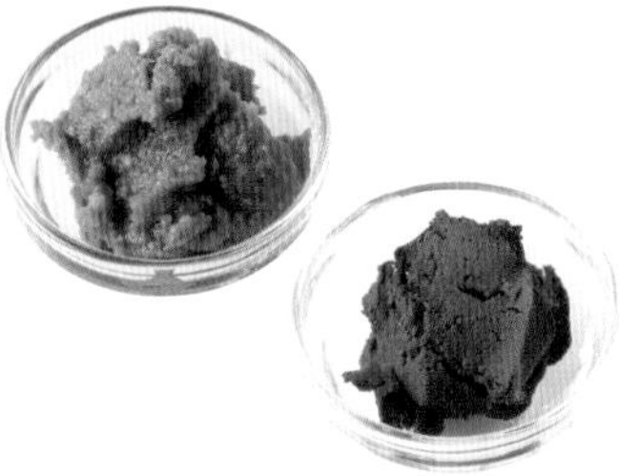

みそ・八丁みそ

善玉菌を多く含むだけでなく、原料となる大豆の食物繊維が善玉菌のえさとなり、増殖を促す働きがあるため、より効果的です。

善玉菌のパワーで免疫細胞活性化！

腸内環境を改善するためには、野菜の食物繊維やフィトケミカルのほかに「発酵食品」も重要な役割を果たします。発酵食品といえば、ヨーグルトや納豆がその代表格。また日本人には身近なみそ、しょうゆ、酢、日本酒、ぬか漬けなどの漬けものも、発酵食品の仲間です。これらはおなじみの善玉菌＝乳酸菌を多く含みます。腸内で善玉菌が優位に立てるように、

善玉菌の代表選手！
乳酸菌の上手なとり方とは？

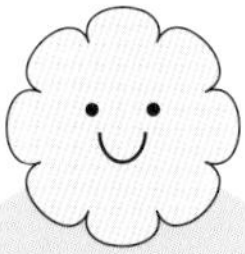

乳酸菌とは
……

・腸で乳酸、酢酸を作って、悪玉菌の定着や増殖を防ぐ
・腸の運動を正常にして、下痢や便秘を改善する

漬けもの、納豆、みそ、しょうゆ……
発酵食品の乳酸菌

↓

日本人の腸と
相性がいい

植物性なので
生きて腸に届く

↓

日本に古くから伝わる発酵食品が
日本人の腸を強化！

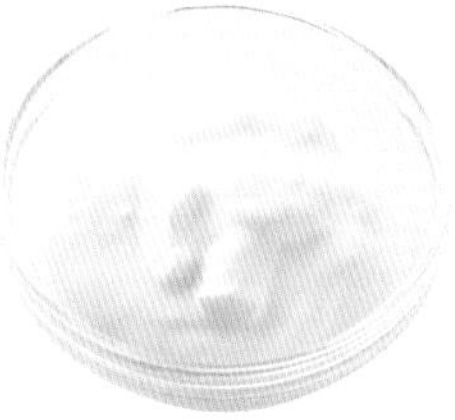

ヨーグルト

含まれる乳酸菌は製品によりさまざまですが、2週間ほど続けてみて、お通じが改善されるなどの効果があれば、それがあなたと相性のいい乳酸菌です。

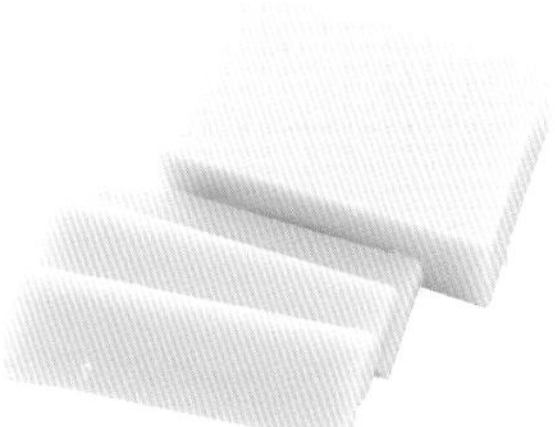

チーズ

チーズも発酵食品の代表格。加熱処理されていないナチュラルチーズがおすすめです。うまみ成分のグルタミン酸には小腸を丈夫にする働きがあります。

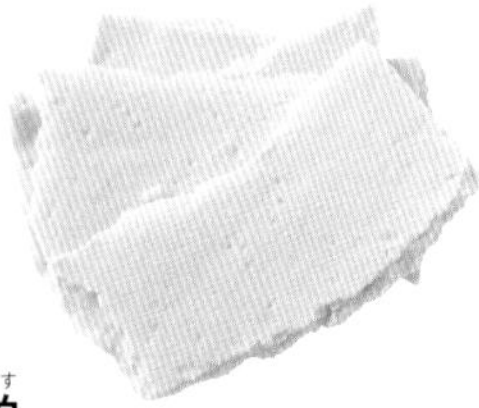

酒粕《かす》

日本酒の製造工程でできるしぼり粕が酒粕。発酵食品としてのよさはもちろん、食物繊維も豊富、体を温める効果もあります。みそ汁に加えればかす汁風のスープに。

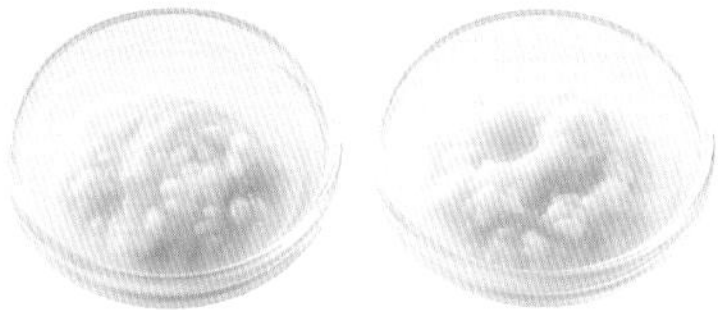

甘麹《こうじ》・塩麹

甘酒の素、甘麹や、米麹に塩を加えて発酵させた塩麹は、調味料として使うと、味わいも健康効果もアップします。

こうした食品をたっぷりとって、腸の健康をサポートしましょう。

　植物性の発酵食品は、動物性の発酵食品よりも胃酸に強く、生きたまま腸に届きます。ぬか漬けや納豆は、日本人の腸とも相性がいいので、腸内でよりしっかり働いてくれます。もちろん、動物性の発酵食品であるヨーグルトやチーズも相性がよければきちんと腸まで届きます。生きたまま届かなくても、善玉菌のえさとなって腸内環境を整えるので、ムダはありません。発酵食品の乳酸菌をパワーアップさせるには、乳酸菌のえさとなるオリゴ糖を一緒にとるとよいでしょう。大豆や玉ねぎ、ごぼうなどに多く含まれます。

腸の健康状態をチェック

あてはまる□に✓を入れてみてください。

- □ 生活が不規則である
- □ 疲労がたまりやすい
- □ 運動不足
- □ 喫煙習慣がある
- □ 夜更かししがち
- □ 深酒しがち
- □ ストレスが多いと感じる
- □ 野菜不足
- □ 脂肪のとりすぎ
- □ 糖質のとりすぎ
- □ お腹が冷えている
- □ 睡眠不足

いかがでしたか？

これらはすべて腸のなかで悪玉菌が
優位になる生活習慣です。
12項目のうち**3個以上**あてはまる場合は、
生活のリセットが必要です。

長寿スープの
基本食材③

骨つき肉・魚の健康効果とは？

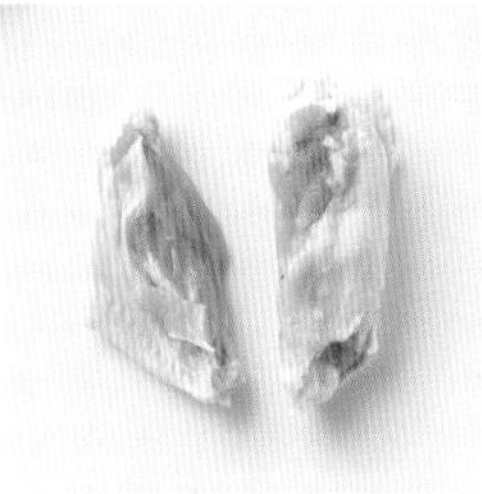

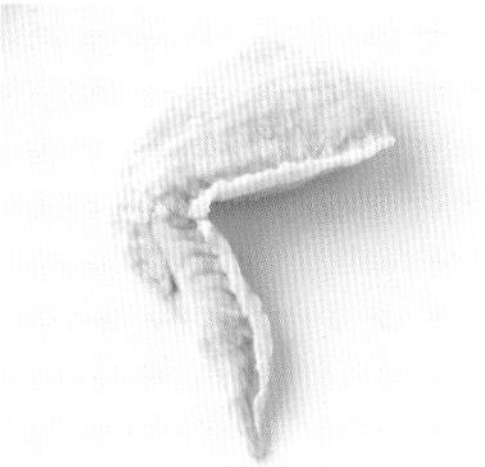

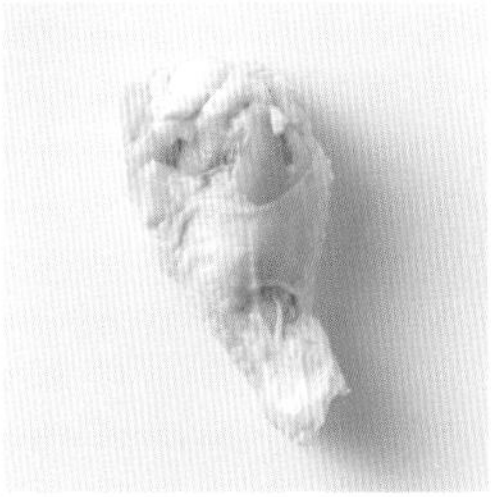

鶏手羽元・鶏手羽先・鶏スペアリブ

鶏肉はたんぱく質、ビタミンAなどを多く含みます。体を温め、消化吸収もよい食材のひとつ。鶏スペアリブは鶏手羽中を食べやすいように半割りにしたものです。

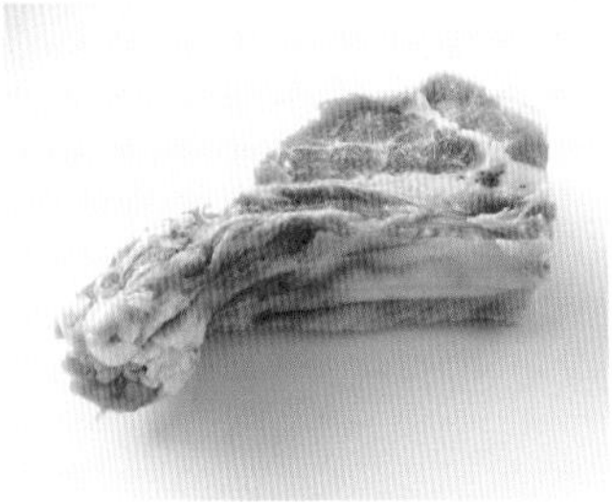

豚スペアリブ

豚肉のたんぱく質はアミノ酸バランスがよく、たんぱく質を効率的に利用することができます。ビタミンB_1が豊富なので、糖質をすみやかにエネルギーに変えることができ、疲労回復にも。

骨から溶け出す ゼラチンで若々しく！

世界で一番長寿の地域は、香港です。香港が長寿を誇るのは、香港の人たちが中医学で滋養食とされる鶏を煮込んだスープをよく飲んでいるからといわれています。鶏に限らず、骨つきの肉や魚を煮込んだスープは「ボーンブロス」と呼ばれ、アメリカのスポーツ選手や女優さんたちが注目し、美容や健康維持のために役立てているようです。

飲む美容液とセレブも愛飲！
ボーンブロスとは？

さまざまな栄養素が一気にとれる！

ふだんの食事で不足しがちな
カリウム、リン、カルシウム、
マグネシウムなどさまざまな
ビタミンやミネラルがとれ、
疲れにくくなる。

ダイエットにもおすすめ

カロリーを取りすぎることなく
健康維持に必要な栄養が
とれるので、糖質制限などの
食事制限にも安心して
取り入れられる。

スープに含まれるコラーゲンで美肌づくり

お肉の骨からコラーゲンが
豊富に溶け出し、
美肌・美髪効果も！

「腸もれ」改善！

腸に細かい穴があいてしまう
「腸もれ」の改善効果がある。
くわしくは35ページ参照。

アメリカでは昔からなじみのあるボーンブロスとは、
骨つき肉と野菜などを煮込んだスープの総称です。
香港の鶏のスープも原理は同じです。日本では魚のあらを使った
「あら汁」が古くから飲まれています。

魚のあら
［鯛や金目鯛、ぶりなど］

鯛や金目鯛、ぶりなどの“あら”の部分は、骨からの成分とうまみがたっぷりと出るスープ向きの食材です。安く手に入るので、積極的に利用しましょう。

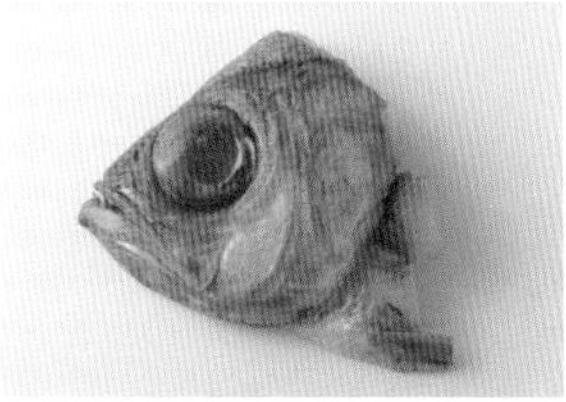

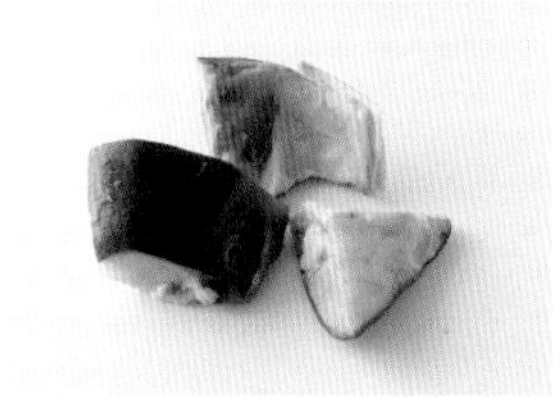

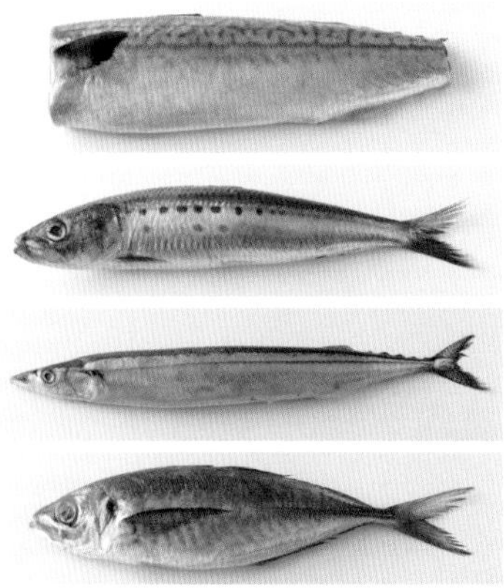

青背の魚
［さば、いわし、さんま、あじ］

骨からの有効な成分のほか、DHA、EPAなどの不飽和脂肪酸を多く含むのが特徴です。DHAはコレステロールや中性脂肪を減らし、EPAは血液をさらさらにする働きがあります。

骨つきの食材と野菜を煮た具だくさんのスープは、実は私も2〜3年前から飲んでいます（6ページ参照）。このスープには、肉、魚のたんぱく質や野菜の食物繊維のほか、水溶性の成分も含め、現代人に不足している大切な栄養がたっぷりと含まれます。そして骨から溶け出るゼラチンには、腸の粘膜を整える働きがあります。ゼラチンに含まれるコラーゲンは、骨や腱を強化し、皮膚や髪を若々しく保ちます。しわやたるみも改善、まさに長寿のための料理です。

具材からのうまみもたっぷりだから、簡単なのにおいしい！ いいことずくめのスープ、さっそく始めてみませんか。

現代日本人の70%は、
腸から異物がもれている？
「腸もれ」って何？

原因は食生活やストレス！

腸内細菌が不足するなど多様な原因で腸が弱る

↓

現代的な食生活でさらに腸の粘膜が疲弊

腸もれ発生！

小腸の粘膜に、小さな「穴」が無数にあく

↓

本来出るはずのない
毒素、細菌、未消化の食べ物などが血液中に侵入

さまざまな不調や病気を引き起こす！

食物アレルギーやぜんそく、免疫力低下、動脈硬化、
糖尿病、自己免疫疾患、うつ病、肌荒れ、
花粉症などのアレルギー反応、下痢や便秘、不眠症、関節炎、
リウマチ、慢性疲労、腹痛、膨満感など

超時短！
注ぐだけ！

困ったときの1人分
お助け長寿温スープ

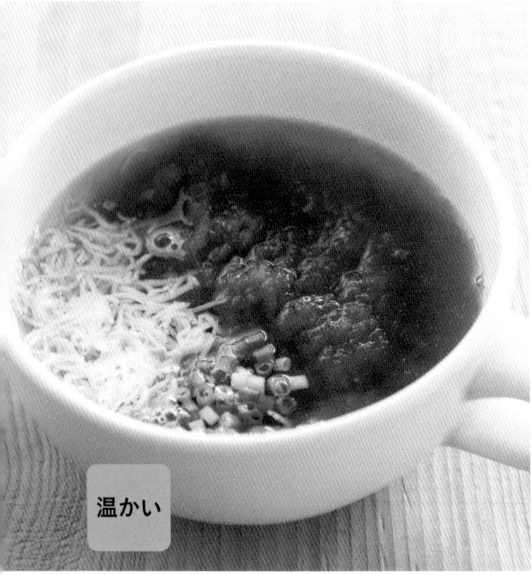

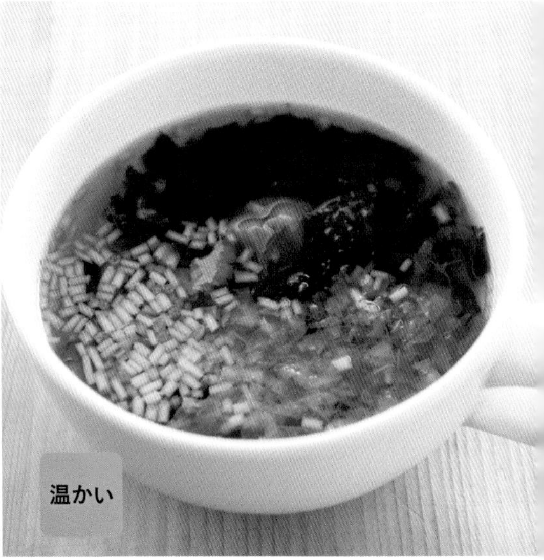

しらすと
とろろ昆布のスープ

時間
1分

エネルギー	20kcal
たんぱく質	2.9g
糖質	1.4g
塩分	0.8g

材料と作り方（1人分）

しらす干し10g、とろろ昆布4g、万能ねぎの小口切り大さじ2、しょうゆ少々を器に入れ、熱湯3/4カップを注ぐ。

梅干しとおかか、
のりのスープ

時間
1分

エネルギー	18kcal
たんぱく質	3.1g
糖質	0.9g
塩分	2.0g

材料と作り方（1人分）

梅干し1個、削り節3g、焼きのり全形1/2枚〈ちぎる〉、みつば4～5本〈5mm幅に切る〉、しょうゆ少々を器に入れ、熱湯3/4カップを注ぐ。

忙しかったり疲れていたりで台所に立つのもおっくうなときは、
注ぐだけの1人分スープでしのぎましょう。
さっぱり飲める温製と冷製の長寿スープをそれぞれ4品ご紹介します。

＊それぞれ味をみて足りなければ、塩、しょうゆで適宜味をととのえてください。分量は1人分。

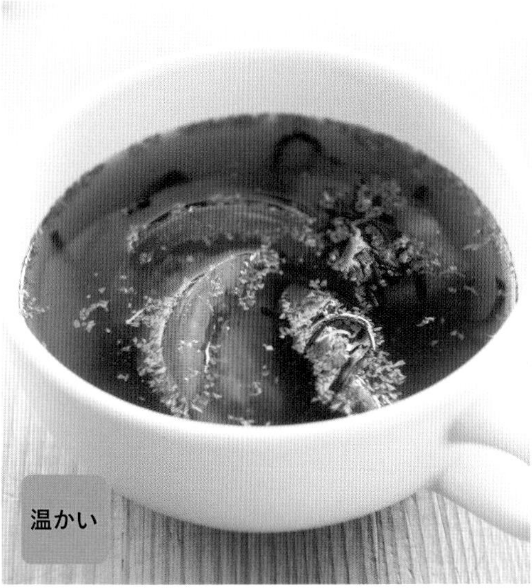

塩昆布とトマトの緑茶スープ

時間 1分

エネルギー	15kcal
たんぱく質	1.4g
糖質	3.1g
塩分	0.9g

材料と作り方（1人分）

塩昆布5g、トマト〈ひと口大に切る〉1/4個（50g）、ドライパセリ、粗びき白こしょう各少々を器に入れ、熱い緑茶3/4カップを注ぐ。

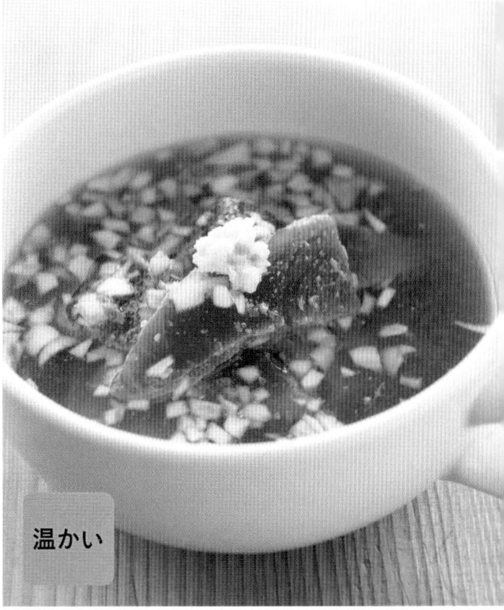

まぐろとすりごまのスープ

時間 1分

エネルギー	75kcal
たんぱく質	14.0g
糖質	1.8g
塩分	1.5g

材料と作り方（1人分）

まぐろの刺身（赤身）50g、長ねぎ〈みじん切り〉5cm、白すりごま大さじ1、しょうゆ大さじ1/2を器に入れ、熱湯3/4カップを注ぐ。おろしわさび少々を添える。

超時短！
注ぐだけ！

困ったときの1人分
お助け長寿冷スープ

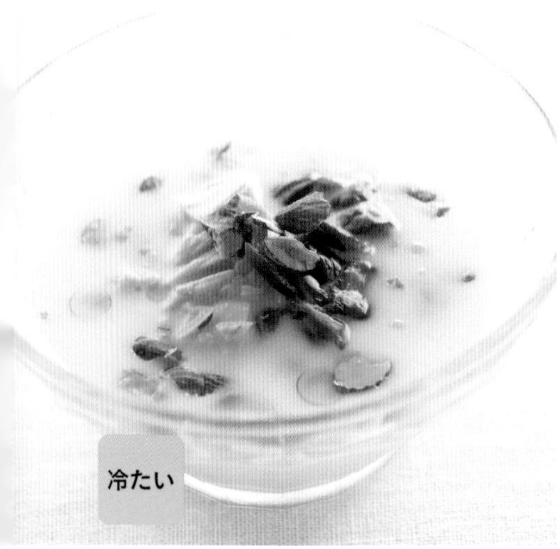

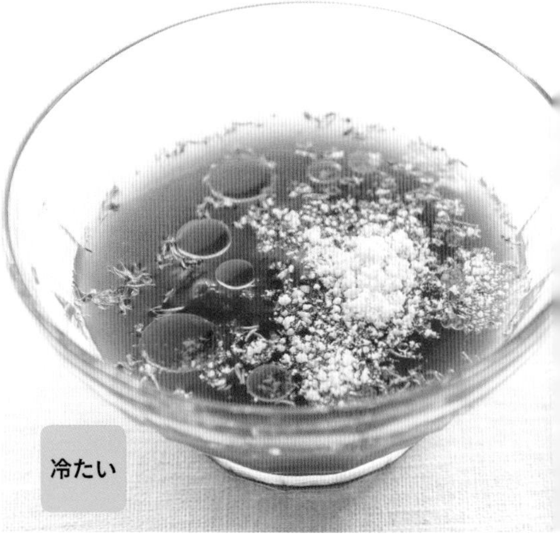

しば漬け ヨーグルトスープ

時間 1分

エネルギー	129kcal
たんぱく質	9.5g
糖質	6.1g
塩分	1.1g

材料と作り方（1人分）

しば漬け〈刻む〉20g、ツナ（水煮缶詰）30g、クミンパウダー少々を器に入れ、プレーンヨーグルト1/2カップ、冷水1/4カップを加える。オリーブ油小さじ1/2をふり、アーモンド〈刻む〉3粒をのせる。

ガスパチョ風 トマトスープ

時間 1分

エネルギー	57kcal
たんぱく質	1.4g
糖質	1.6g
塩分	0.1g

材料と作り方（1人分）

カットトマト（缶詰）50g、ドライオレガノ、ドライタイム、チリペッパー各少々を器に入れ、冷水1/2カップを注ぐ。粉チーズ、オリーブ油各小さじ1をふる。

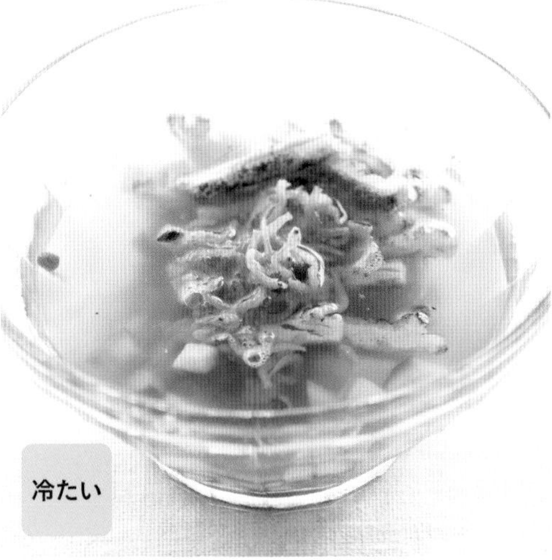

ぬか漬けと焼き油揚げ、ちりめん山椒の緑茶スープ

時間 1分		
	エネルギー	71kcal
	たんぱく質	7.1g
	糖質	1.6g
	塩分	2.5g

材料と作り方（1人分）

ぬか漬け（きゅうり、にんじん、かぶなど）〈5mm角に切る〉30g、油揚げ1/2枚〈こんがりと焼いて細切りにする〉、ちりめん山椒10g、しょうゆ少々を器に入れ、冷たい緑茶3/4カップを注ぐ。

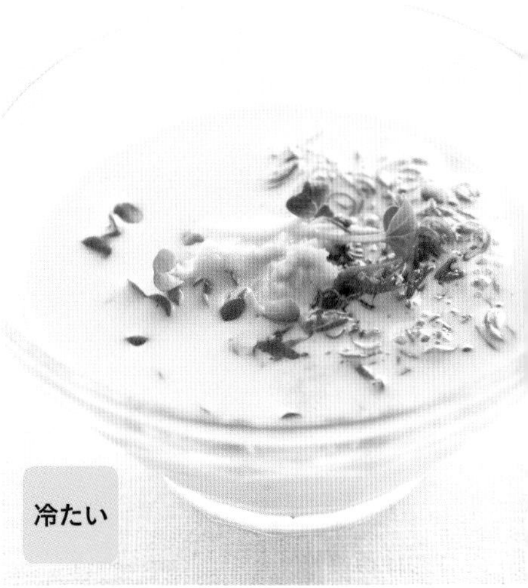

めかぶの豆乳スープ

時間 1分		
	エネルギー	78kcal
	たんぱく質	5.9g
	糖質	5.6g
	塩分	0.6g

材料と作り方（1人分）

めかぶ1/2パック（20g）、貝割れ菜〈食べやすく切る〉1/4パックを器に入れ、豆乳（成分無調整）3/4カップを注ぐ。おろしわさび少々を添える。

この本の見方

材料の分量は2人分が基本です。多めに作ったほうが作りやすいものや、材料のムダが出ないなどの理由で、作りやすい分量としているものもあります。

完成までのおおよその時間を記しています。材料を水にさらす時間、冷やす時間など、放っておける時間については、時間外として表記の時間には含まれない場合があります。

料理名と、その料理の味わいや作り方などの特徴を記しています

1人分のエネルギー、たんぱく質、糖質、塩分を示しています。食事制限のある方や、肥満など気になる点がある方は参考にしてください。

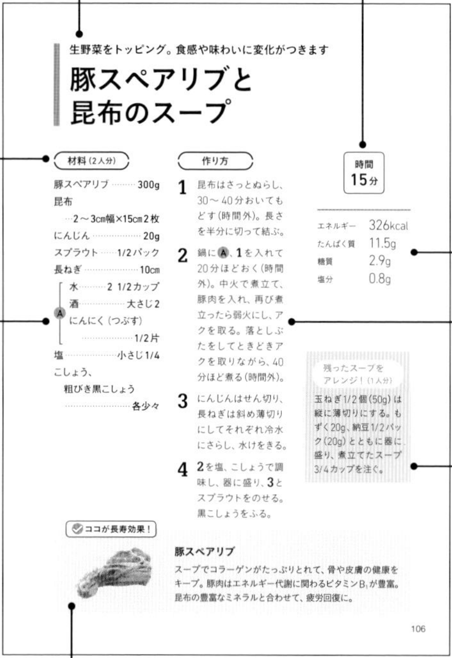

生野菜をトッピング。食感や味わいに変化がつきます

豚スペアリブと昆布のスープ

材料（2人分）

豚スペアリブ……300g
昆布……2～3cm幅×15cm2枚
にんじん……20g
スプラウト……1/2パック
長ねぎ……10cm
Ⓐ 水……2 1/2カップ
Ⓐ 酒……大さじ2
Ⓐ にんにく（つぶす）……1/2片
塩……小さじ1/4
こしょう、粗びき黒こしょう……各少々

作り方

1 昆布はさっとぬらし、30～40分おいてもどす（時間外）。長さを半分に切って結ぶ。

2 鍋にⒶ、**1**を入れて20分ほどおく（時間外）。中火で煮立て、豚肉を入れ、再び煮立ったら弱火にし、アクを取る。落としぶたをしてときどきアクを取りながら、40分ほど煮る（時間外）。

3 にんじんはせん切り、長ねぎは斜め薄切りにしてそれぞれ冷水にさらし、水けをきる。

4 **2**を塩、こしょうで調味し、器に盛り、**3**とスプラウトをのせる。黒こしょうをふる。

時間 15分

エネルギー	326kcal
たんぱく質	11.5g
糖質	2.9g
塩分	0.8g

残ったスープをアレンジ！（1人分）

玉ねぎ1/2個（50g）は縦に薄切りにする。もずく20g、納豆1/2パック（20g）とともに器に盛り、煮立てたスープ3/4カップを注ぐ。

ココが長寿効果！

豚スペアリブ

スープでコラーゲンがたっぷりとれて、骨や皮膚の健康をキープ。豚肉はエネルギー代謝に関わるビタミンB_1が豊富。昆布の豊富なミネラルと合わせて、疲労回復に。

106

材料は基本的には、主材料、副材料、調味料などの順に記載されています。買いものの際の参考にしてください。

作り方は2～4ステップでできるものばかりです。難しいテクニックはいりません。

紹介しているスープに含まれるおもな食材の特徴や長寿効果について、記しています。

残ったスープをさらに楽しめるアレンジアイデアを紹介しています。

●1カップ＝200ml、大さじ1＝15ml、小さじ1＝5mlです。
●特に記載のない場合、野菜を洗う、皮をむくなどの基本的な下ごしらえについては省略しています。
●うまみとミネラルなどの成分をプラスするために、昆布を加えているレシピがあります。盛りつけの際に除いてもいいし、お好みで具として食べてもOKです。
●材料欄の「だし汁」は、かつおや昆布などの一般的なだし汁、市販の顆粒だしを使っただし汁などをご用意ください。

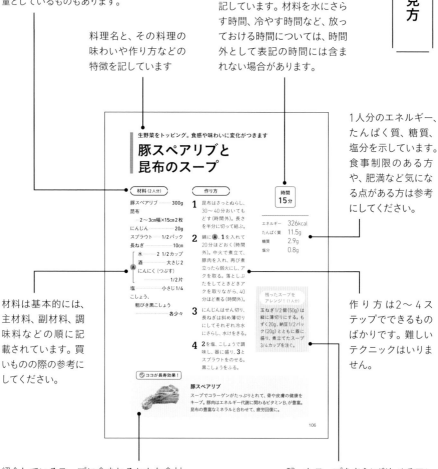

2章

野菜の長寿スープ

やさしい甘みのスープにしょうがをきかせて

キャベツとしらすのしょうがスープ

材料（2人分）

キャベツ…1/4個（250g）
しらす干し……………20g
おろししょうが…小さじ1
にんにく（つぶす）…1/2片
オリーブ油……大さじ1/2
だし汁……………2カップ
塩………………小さじ1/4
こしょう………………少々

作り方

1 キャベツは2～3㎝四方に切る。

2 鍋にオリーブ油とにんにくを入れて中火で熱し、香りが立ったらキャベツを加えてさっと炒める。

3 だし汁を加えて煮立て、弱めの中火でキャベツがくたっとするまで煮る。塩、こしょうで調味し、器に盛り、しょうがとしらすをのせる。

時間 15分

エネルギー	72kcal
たんぱく質	4.1g
糖質	5.0g
塩分	1.1g

ココが長寿効果！

キャベツ＋しらす干し＋しょうが

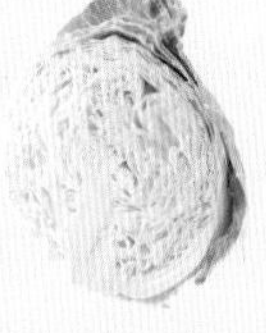
＋
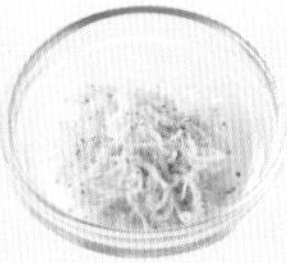
＋
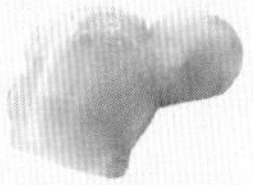

キャベツは腸内細菌を増やす食物繊維が豊富。がん予防効果も期待できます。脂肪の燃焼率を高めたり、糖尿病を予防したりするホルモン（DHEA）の分泌量を増やすしらす干し、万病のもと、冷えを解消するしょうがをトッピング。

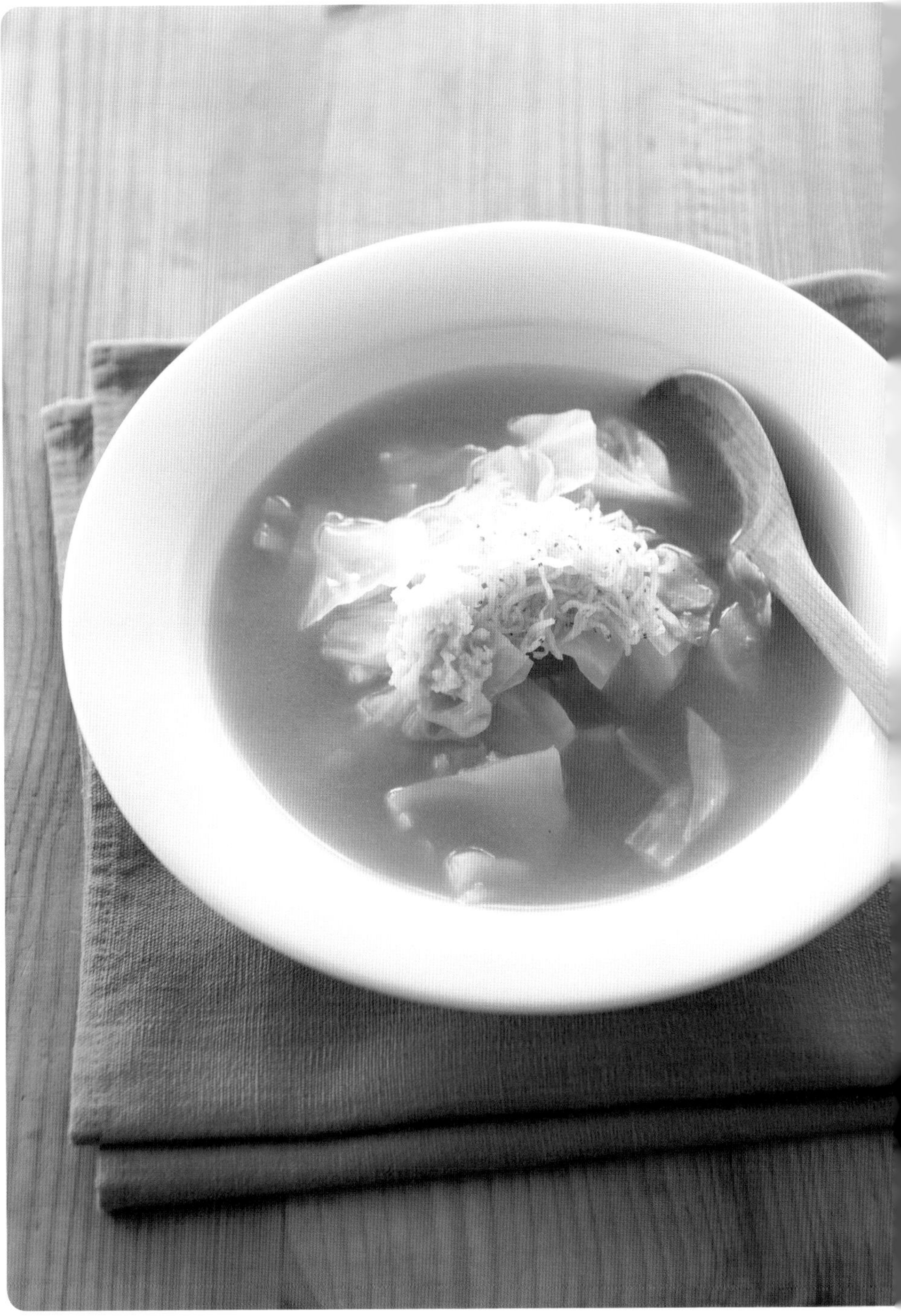

塩けとうまみのアンチョビで風味アップ

なすとアンチョビのトマトスープ

材料（2人分）

なす…………2本（150g）
玉ねぎ………1/4個（50g）
パプリカ（赤）……………1/2個（80g）
にんにく（つぶす）……………………1/2片
アンチョビ……2枚（10g）
ローリエ……………1/2枚
オリーブ油………大さじ1
A
- 湯………1 1/4カップ
- カットトマト（缶詰）………………150g
- 塩…………小さじ1/4

パセリ（みじん切り）…………………………少々

作り方

1 なす、玉ねぎ、パプリカは1㎝角に切る。アンチョビは細かく刻む。

2 鍋にオリーブ油とにんにくを入れて中火で熱し、香りが立ったらなす、玉ねぎ、パプリカを加えてしんなりするまで炒める。アンチョビ、ローリエを加えてさらに炒める。

3 Aを加えて煮立て、アクをとり、弱めの中火で7〜8分煮る。器に盛り、パセリをふる。

時間
15分

エネルギー	120kcal
たんぱく質	3.5g
糖質	9.1g
塩分	1.3g

ココが長寿効果！

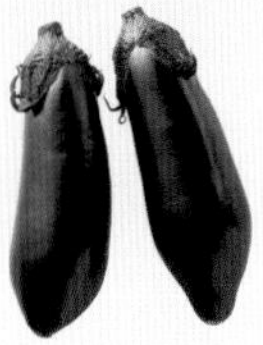

なす

なすのアントシアニンは強い抗酸化作用があり、がん予防や免疫力アップ、老化予防に役立ちます。にんにくにもがん予防効果が。トッピングのパセリにも、高血圧を予防するカリウムが含まれます。たっぷりとふって。

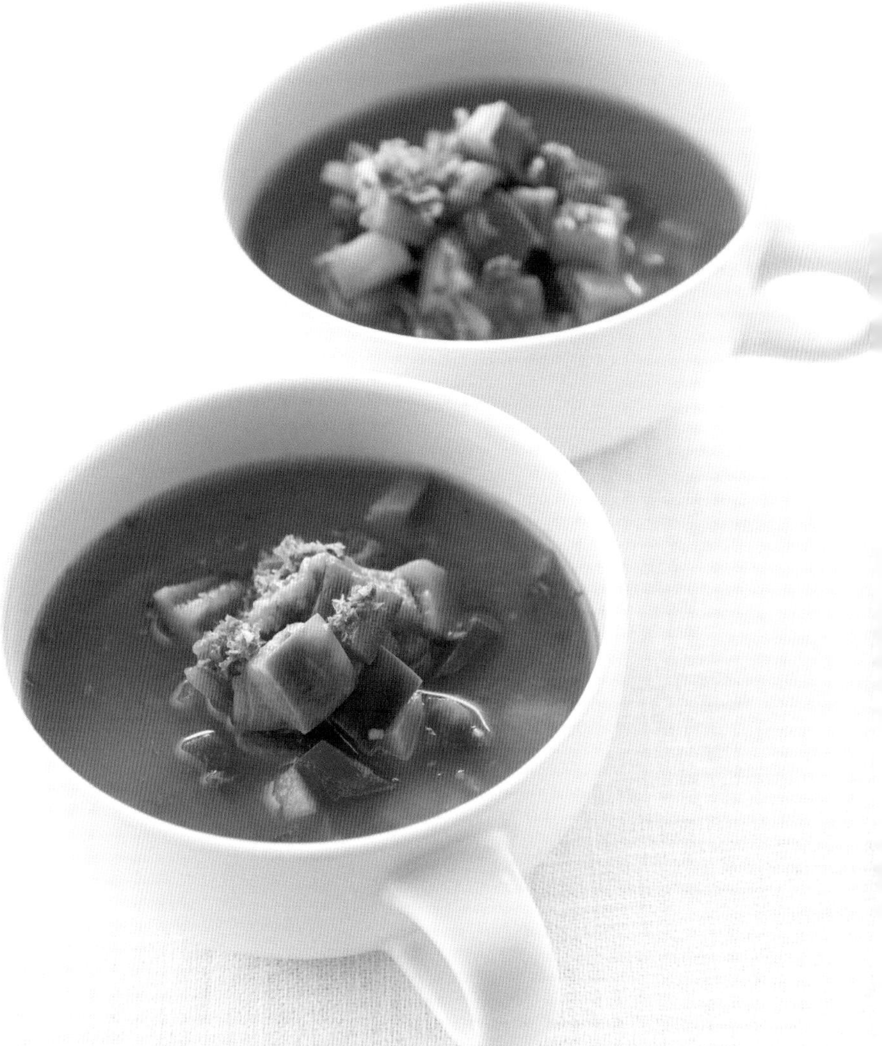

カレー粉の香りがアクセント。まろやかな味わい

玉ねぎのカレーミルクスープ

材料（2人分）

- 玉ねぎ……1 1/4個（250g）
- オリーブ油……大さじ1
- カレー粉……小さじ1/2
- だし汁……1 1/2カップ
- ローリエ……1/2枚
- 牛乳……1/2カップ
- 塩……小さじ1/4
- こしょう……少々
- 万能ねぎ（小口切り）……少々

作り方

1 玉ねぎは縦に薄切りにする。

2 鍋にオリーブ油を中火で熱し、玉ねぎをくったりとするまでよく炒める。カレー粉をふってさらに炒める。

3 だし汁、ローリエを加えて煮立て、アクをとり、弱めの中火で7～8分煮る。牛乳を加えてひと煮し、塩、こしょうで調味する。器に盛り、万能ねぎを散らす。

時間
15分

エネルギー	142kcal
たんぱく質	3.8g
糖質	11.6g
塩分	0.8g

ココが長寿効果！

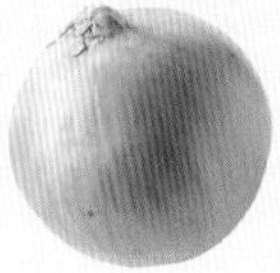

玉ねぎ

血液さらさら効果を持つ玉ねぎの硫化プロピルは、加熱することで血栓や動脈硬化を予防する成分に変化します。カレー粉などのスパイスも、体を温め、血行をよくする効果があります。

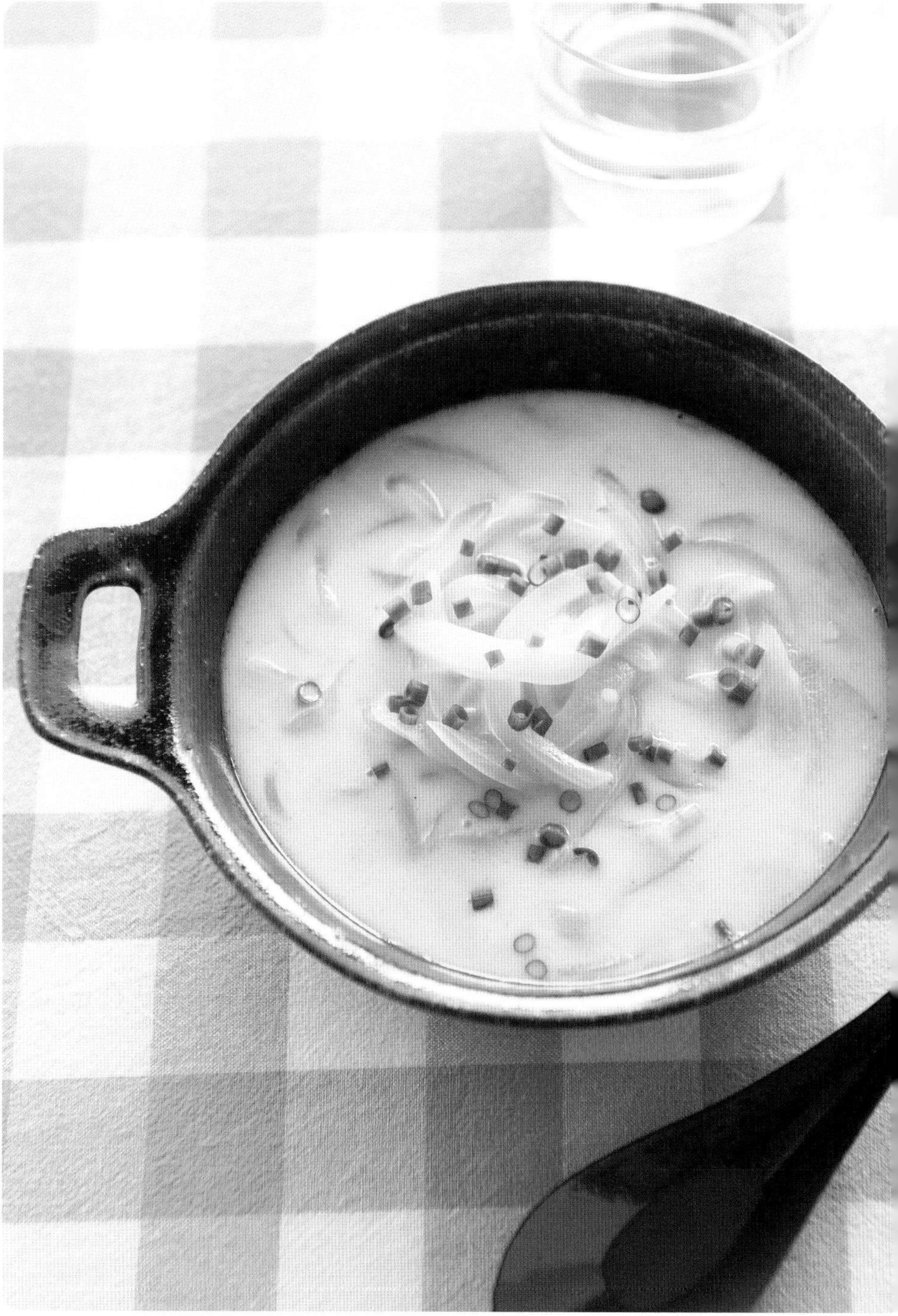

山椒の香りがふわり。なめらかな舌ざわり

にんじんのポタージュ

材料（2人分）

にんじん……1/2本（80g）
玉ねぎ……1/4個（50g）
ベーコン……1枚（20g）
オリーブ油……大さじ1/2
ローリエ……1/2枚
A［水……1 1/4カップ
　 昆布……3㎝四方2枚
牛乳……1/2カップ
B［塩……小さじ1/5
　 こしょう、粉山椒……各少々
木の芽……4枚

作り方

1 Aを合わせて20分ほどおく。にんじんは3〜4㎜幅の半月切り、玉ねぎは縦に薄切りにする。ベーコンは細切りにする。

2 鍋にオリーブ油を中火で熱し、ベーコンを炒める。脂が溶け出してきたら玉ねぎを加え、くったりとするまで炒める。にんじんを加え、油がなじむまで炒める。

3 A、ローリエを加えて煮立て、ふたをして弱めの中火で20〜25分煮る。粗熱を取り（時間外）、昆布とローリエを取り出し、ミキサーでなめらかにする。

4 鍋に戻し入れ、牛乳を加えて温める。Bで調味し、器に盛り、木の芽を飾る。

時間
60分

エネルギー	134kcal
たんぱく質	3.7g
糖質	8.3g
塩分	1.0g

ココが長寿効果！

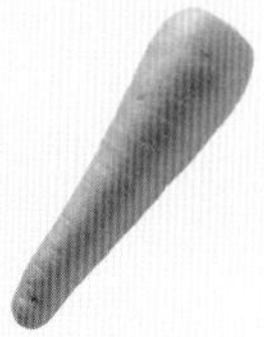

にんじん

にんじんはβ-カロテンが豊富です。β-カロテンは強い抗酸化作用を持ち、がん予防や免疫力アップに効果的な成分。油と一緒に調理することで吸収率がアップします。特に皮の部分に多く含まれるので、皮ごと使えばより効果的です。

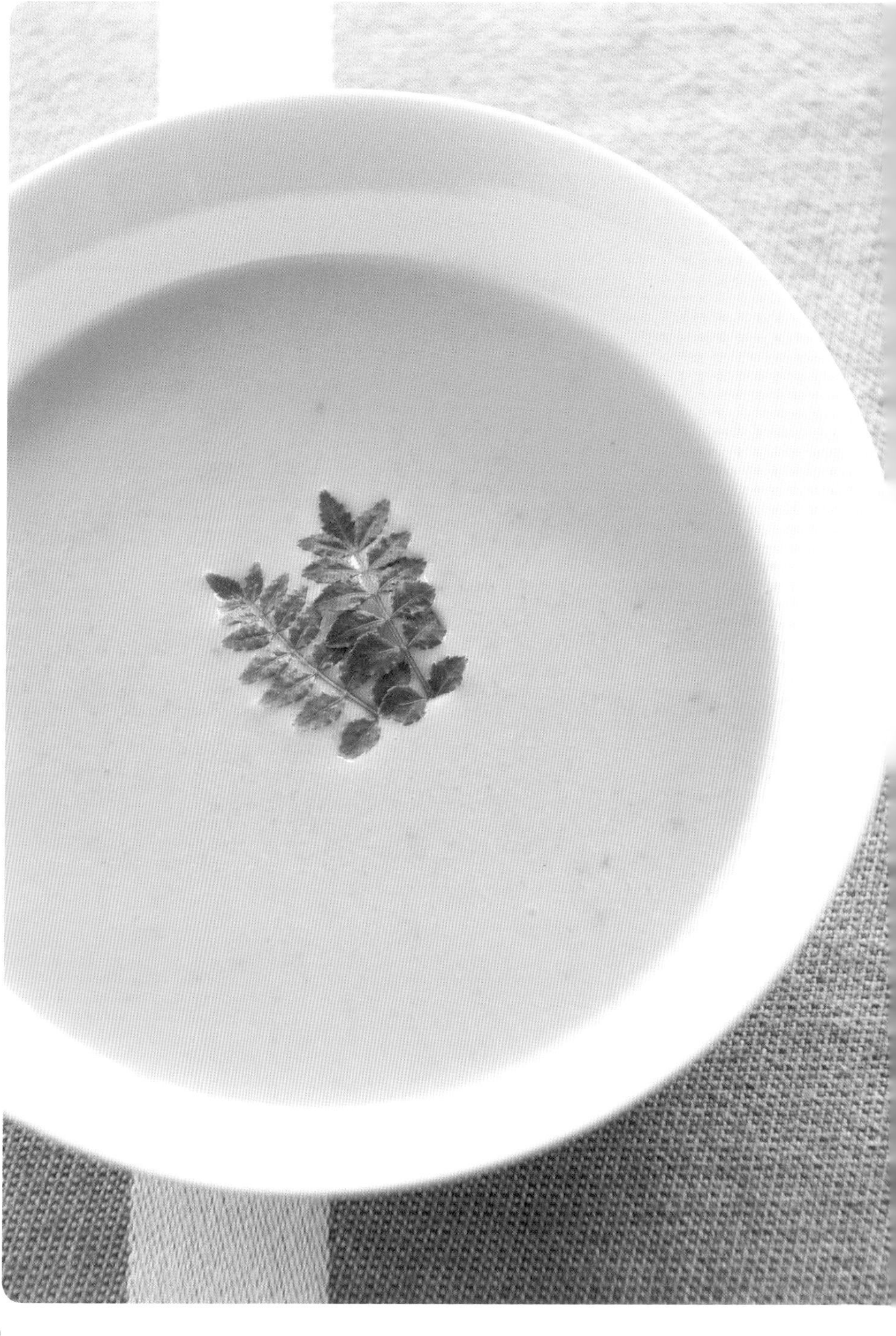

個性的なごぼうの風味にハーブのアクセント

ごぼうのハーブスープ

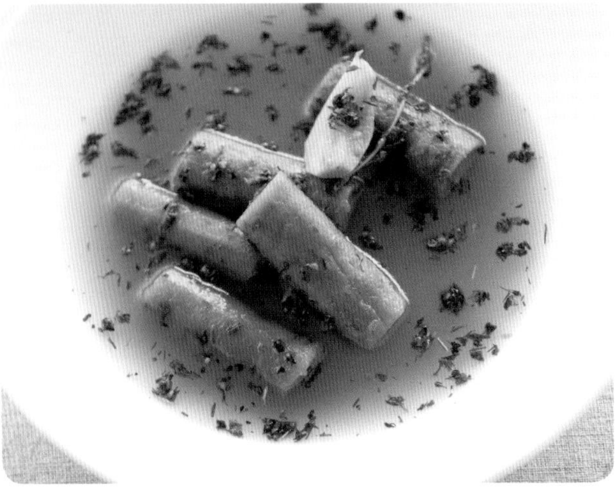

時間
50分

エネルギー	110kcal
たんぱく質	1.7g
糖質	8.6g
塩分	1.2g

材料（2人分）

ごぼう……………2/3本（120g）

A
- 水…………………………2カップ
- 昆布…………… 3cm四方2枚

オリーブ油……………大さじ1/2

B
- にんにく（つぶす）…1/2片
- タイム…………………………1本
- ドライオレガノ……小さじ1
- ドライバジル………小さじ1
- ディルウィード・小さじ1/2

塩………………………… 小さじ1/3

作り方

1 Aを合わせて20分ほどおく。ごぼうは4cm長さに切る。

2 鍋にオリーブ油とBを入れて中火で熱し、香りが立ったらごぼうを加え、こんがりするまで炒める。

3 Aを加えて煮立て、ふたをして弱めの中火で20～30分煮る。塩で調味する。

ココが長寿効果！

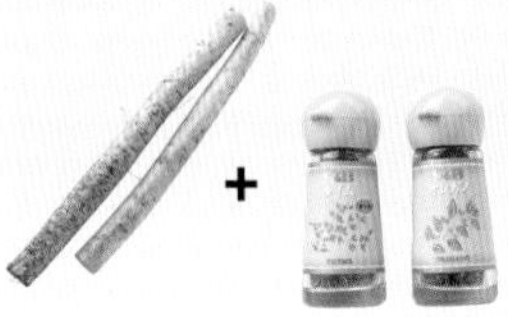

ごぼう＋ハーブ

食物繊維が豊富なごぼう。がん、動脈硬化を予防します。アルクチゲニンという成分が認知症を予防するという研究結果も。ハーブも活性酸素を除去する力があります。

ブルーチーズを加えてインパクトのある味に

カリフラワーとブルーチーズのスープ

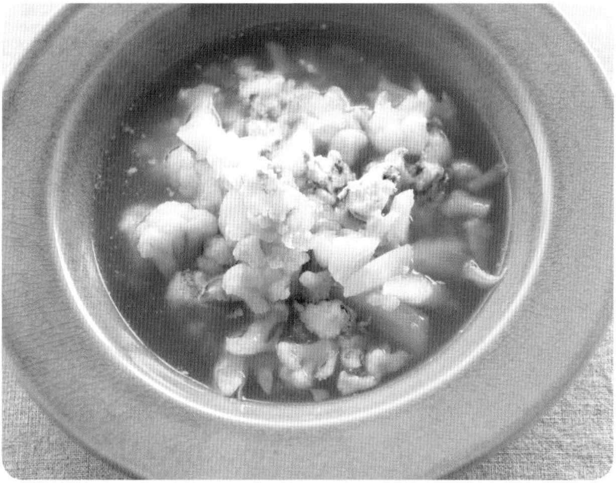

時間
25分

エネルギー	74kcal
たんぱく質	5.6g
糖質	4.2g
塩分	1.1g

材料（2人分）

カリフラワー……1/4個（150g）
ブルーチーズ……20g
玉ねぎ……1/4個（50g）
A
- だし汁……2カップ
- にんにく（つぶす）……1/2片
- ローリエ……1/2枚

B
- 塩……小さじ1/4
- こしょう……少々
- ドライタイム（粉末）……少々

作り方

1 カリフラワーは小房に分ける。玉ねぎは粗みじん切りにする。

2 鍋にAと**1**を入れて煮立て、弱めの中火にし、アクを取る。ふたをして10〜15分煮る。

3 Bで調味し、火を止める。チーズをちぎって加える。

ココが長寿効果！

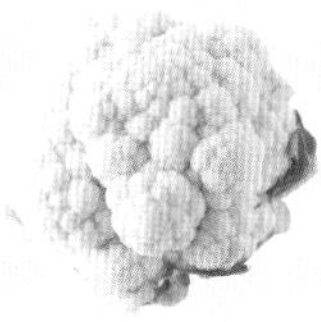

カリフラワー

カリフラワーは、腸内細菌のえさとなり、善玉菌を増やすキシリトールを含みます。発酵食品であるチーズを合わせてさらに腸の働きをアップしましょう。

酒粕でほどよいとろみに。きのこのうまみ満載

きのこの酒粕チャウダー

材料（2人分）

- まいたけ……1パック（100g）
- エリンギ……1パック（100g）
- しめじ……1パック（100g）
- 玉ねぎ……1/4個（50g）
- にんじん……1/5本（30g）
- ブロッコリー……2房（30g）
- オリーブ油……大さじ1
- だし汁……1 1/2カップ
- 酒粕……50g
- 牛乳……1/2カップ
- 塩……小さじ1/5
- こしょう……少々

作り方

1 酒粕は小さくちぎり、牛乳にひたす。きのこはすべて1cm角に切る。玉ねぎ、にんじんは7～8mm角に切る。ブロッコリーは2～3等分に切り、さっとゆでる。

2 鍋にオリーブ油を中火で熱し、きのこを炒める。出てきた水分が飛ぶまでしっかり炒め、玉ねぎ、にんじんを加えてさらに炒める。

3 だし汁を加えて煮立て、弱火で4～5分煮る。**1**の酒粕を溶き入れ、塩、こしょうで調味する。ブロッコリーを加えてひと煮する。

時間
20分

エネルギー	197kcal
たんぱく質	10.9g
糖質	12.4g
塩分	0.7g

ココが長寿効果！

きのこ＋酒粕

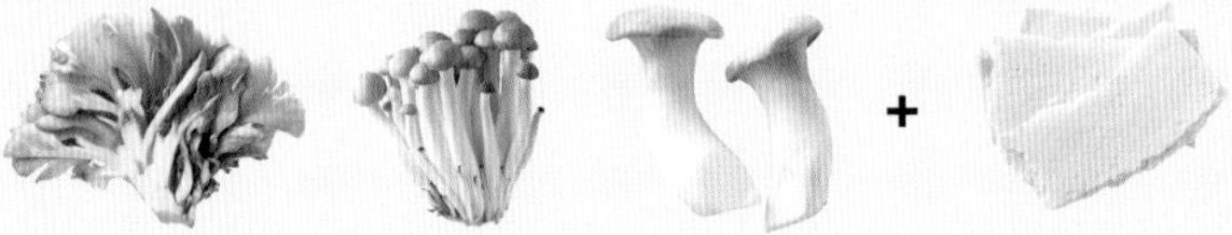

きのこはいずれも食物繊維を多く含む食品です。きのこの食物繊維の一種、β-グルカンは腸内の免疫細胞に直接働きかけ、免疫力をアップさせる効果が。発酵食品である酒粕も、善玉菌を増やして腸内環境を整えます。

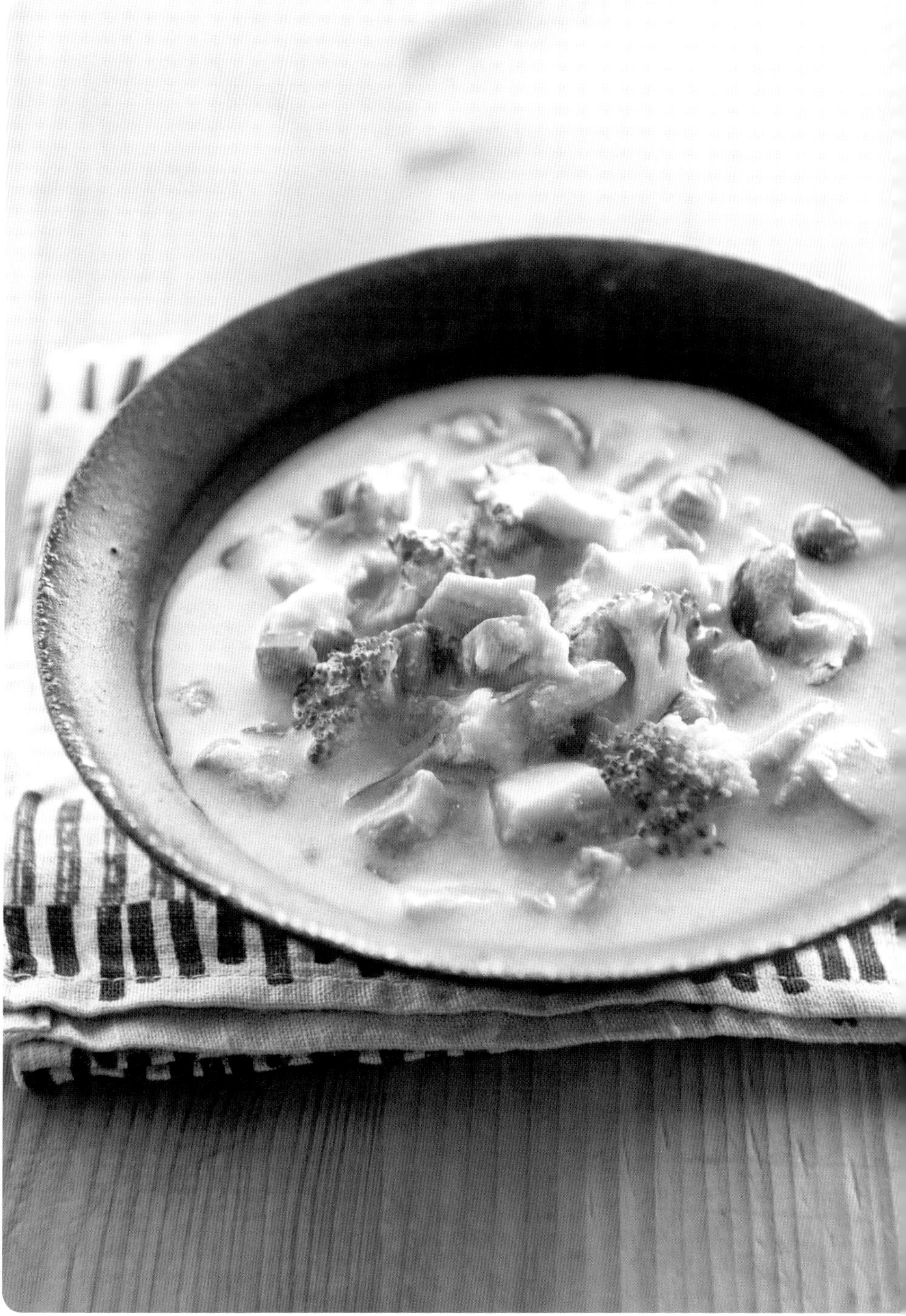

酢は火を止めてから加え、酸味を生かします

なめこと豆腐のサンラータン風

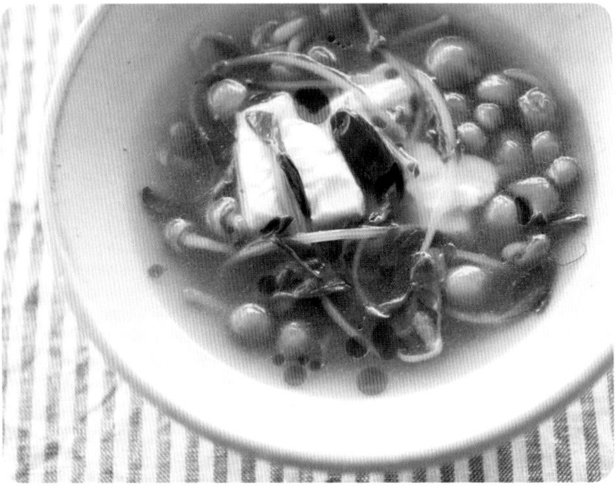

時間 10分

エネルギー	127kcal
たんぱく質	8.3g
糖質	3.4g
塩分	0.5g

材料（2人分）

なめこ…1/2袋（50g）
木綿豆腐 ……1/2丁（150g）
豆苗……1袋（100g）
にんにく（つぶす） ………………1/2片
赤唐辛子（ちぎって種を除く） …………………1本
ごま油 ……大さじ1/2
A［だし汁 ……1 1/2カップ
　酒……… 大さじ1］
B［塩、こしょう ……………各少々
　砂糖…小さじ1/4］
酢…………… 大さじ1
ラー油………… 少々

作り方

1 鍋にごま油、にんにく、赤唐辛子を入れて中火で熱し、香りが立ったら豆苗を加えて炒める。色が鮮やかになったら豆腐をくずし入れ、さっと炒める。

2 Aを加えて煮立て、なめこを加えて1〜2分煮る。Bで調味して火を止め、酢、ラー油を加える。

ココが長寿効果！

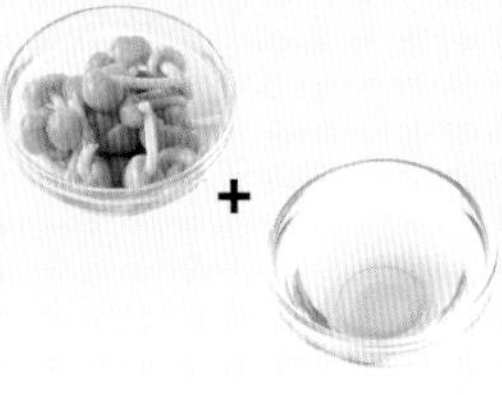

なめこ＋酢

酢は腸のぜん動運動を促したり、善玉菌を増やしたりします。食物繊維豊富ななめことの組み合わせで、腸を健康に。唐辛子やラー油の辛みで代謝もアップ。

マッシュルームのうまみとタイムの香りが好相性

マッシュルームのスープ

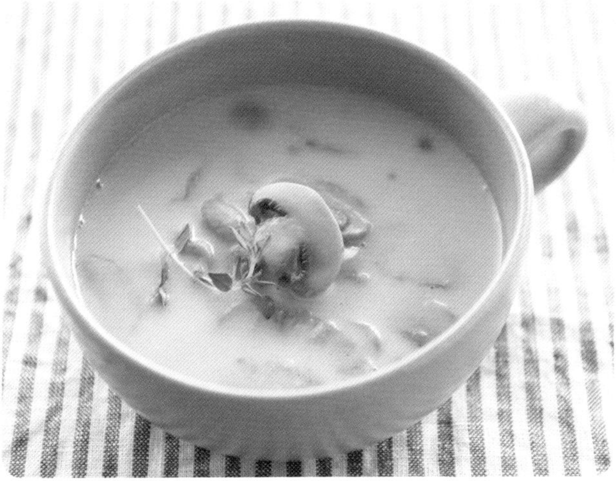

時間
20分

エネルギー	106kcal
たんぱく質	5.5g
糖質	2.6g
塩分	0.4g

材料（2人分）

- マッシュルーム……200g
- オリーブ油……大さじ1
- A
  - だし汁……1 3/4カップ
  - ローリエ……1/2枚
  - タイム……少々
- 牛乳……1/2カップ
- 塩、こしょう……各少々
- タイム（飾り用）……少々

作り方

1 マッシュルームは薄切りにする。

2 鍋にオリーブ油を中火で熱し、**1**を炒める。出てきた水分が飛ぶまでしっかり炒めたら、Aを加えて煮立て、アクを取り、弱めの中火で10分煮る。

3 牛乳を加えてひと煮し、塩、こしょうで味をととのえる。器に盛り、タイムを飾る。

ココが長寿効果！

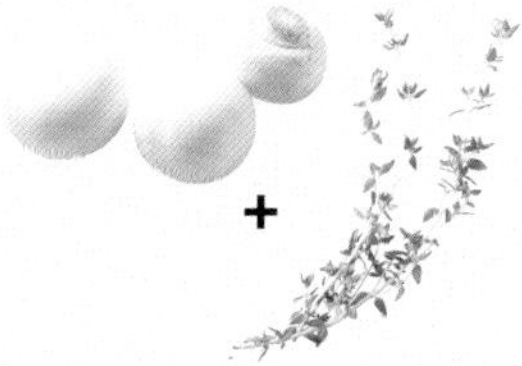

マッシュルーム＋タイム

マッシュルームは食物繊維豊富な食材のひとつ。腸内環境を整え、免疫力をアップします。タイムは抗がん作用が強い食品としてデザイナーズフーズ・ピラミッドにもランキングされているハーブです。積極的に取り入れましょう。

かみごたえのある野菜たっぷり。認知症予防にも

ひじきとごぼう、にんじんのきんぴらスープ

材料（2人分）

ひじき（乾燥）…………5g
ごぼう………1/3本（60g）
にんじん………………10g
赤唐辛子（ちぎって種を除く）……………………1本
ごま油…………大さじ1/2
A［砂糖………小さじ1/2
A［しょうゆ……小さじ1
だし汁………1 3/4カップ
さやえんどう……………10枚（20g）
塩、白いりごま……各少々

作り方

1 ひじきは水につけてもどし、水けをきる（時間外）。ごぼう、にんじんはせん切りに、さやえんどうは筋を取り、せん切りにする。

2 鍋にごま油、赤唐辛子を入れて中火で熱し、ひじき、ごぼう、にんじんをしんなりするまで炒める。Aを順に加えてひと炒めする。

3 だし汁を加えて煮立て、アクを取り、弱めの中火で5～6分煮る。さやえんどうを加えてひと煮し、塩で味をととのえる。器に盛り、ごまをふる。

時間
15分

エネルギー	71kcal
たんぱく質	2.4g
糖質	5.0g
塩分	0.9g

ココが長寿効果！

ひじき＋ごぼう＋にんじん

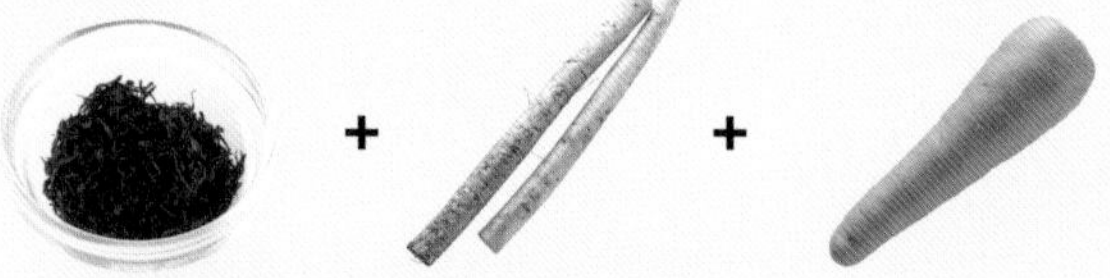

食物繊維が豊富なひじき。日本人が健康に生きるために必要なミネラルも多く含みます。不足しがちなカルシウムやビタミンAもたっぷり。食物繊維を多く含むごぼうやにんじんとの組み合わせで腸の健康を保ち、免疫力をアップ。

野菜の長寿スープ

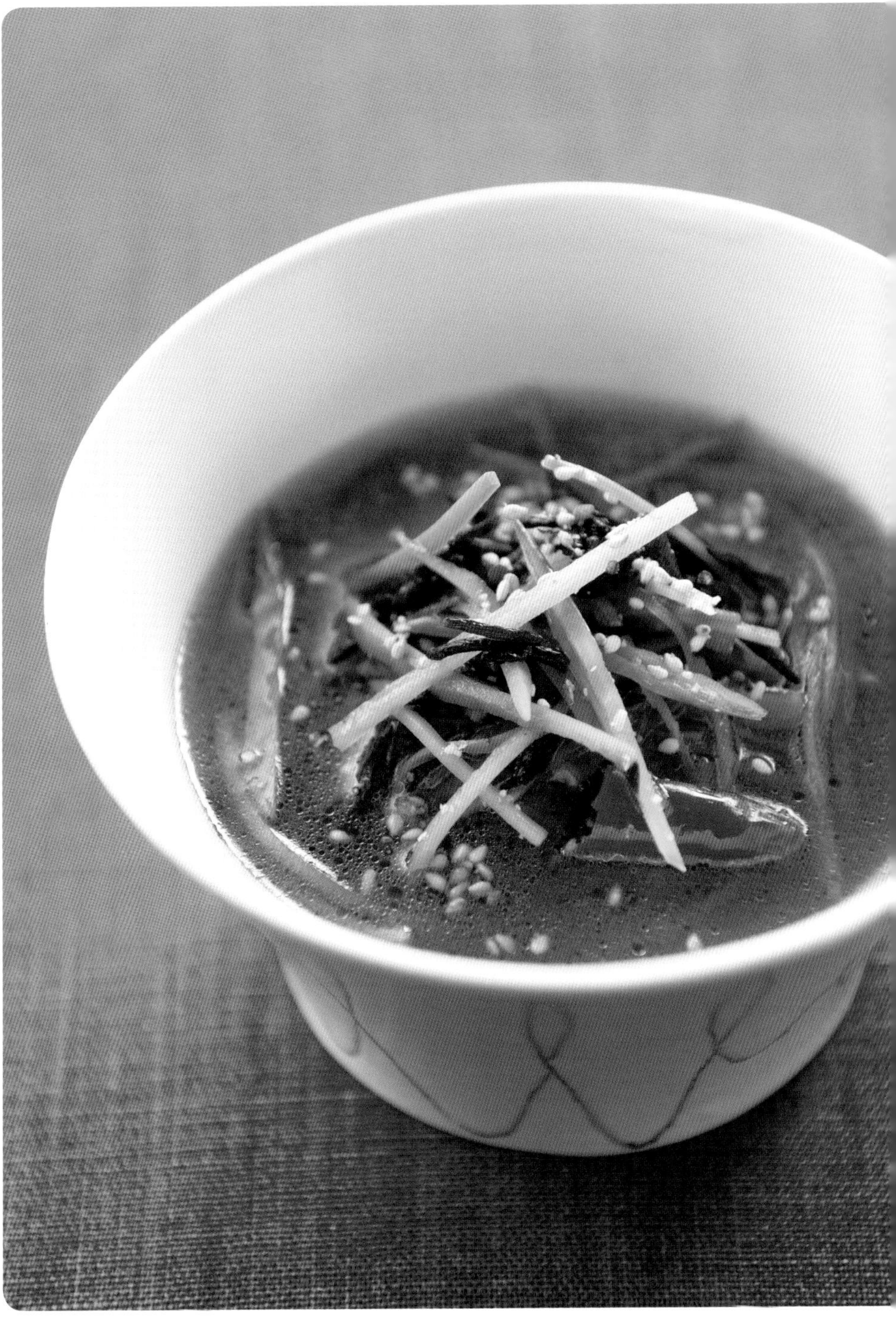

シンプルな味つけであっさり食べやすい

わかめと豚肉のおろしスープ

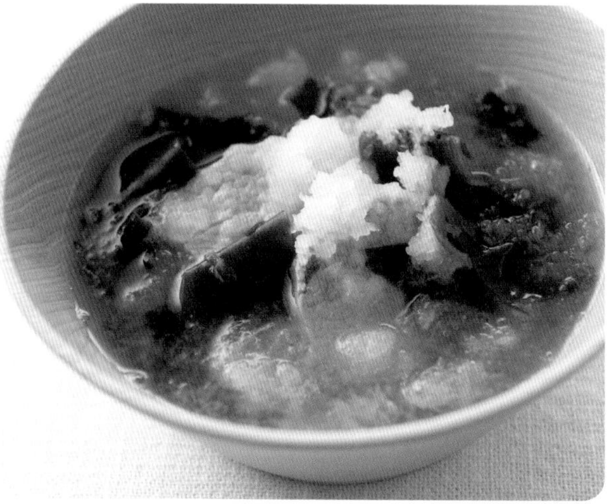

時間
15分

エネルギー	131kcal
たんぱく質	20.1g
糖質	1.8g
塩分	1.5g

材料（2人分）

カットわかめ（乾燥）……5g
豚ヒレ肉………………150g
大根……………………200g
だし汁………1 1/2カップ
しょうがの薄切り……4枚
A 塩、しょうゆ………各小さじ1/5
A こしょう……………少々

作り方

1 わかめは水につけてもどし（時間外）、水けをしぼる。大根はすりおろし、軽く汁けをきる。豚肉は1cm幅に切る。

2 鍋にだし汁を煮立て、豚肉、しょうがを入れて中火で7～8分煮る。わかめを加え、Aで味をととのえる。大根を加えてひと煮する。

ココが長寿効果！

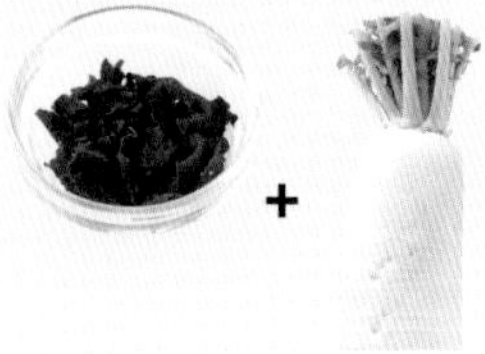

わかめ＋大根

わかめは食物繊維やミネラル豊富なおすすめ食材。強い抗酸化作用を持つビタミンAも豊富です。大根おろしは酵素が増加、胃腸の調子を助けます。豚肉が入って食べごたえもうまみも満点のスープです。

磯の香りがふわり。しょうがの辛みがアクセントに

のりと豆腐のしょうがスープ

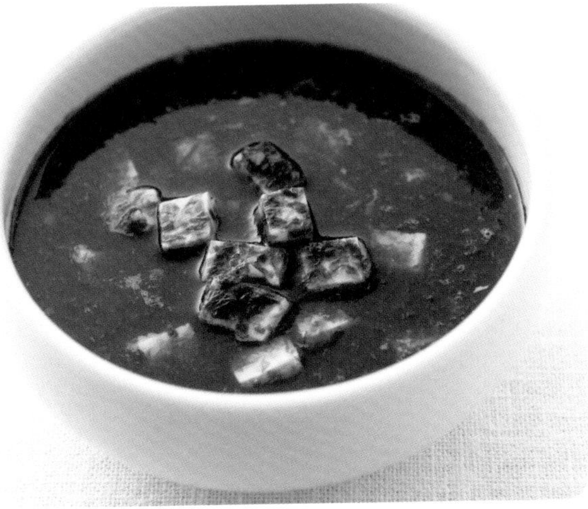

時間
10分

エネルギー	53kcal
たんぱく質	5.4g
糖質	2.0g
塩分	0.5g

材料（2人分）

焼きのり…………全形2枚
木綿豆腐…1/3丁（100g）
しょうが（みじん切り）
……………2かけ（20g）
だし汁………1 1/2カップ
A みりん………小さじ1/2
A しょうゆ……小さじ1/3
A 塩……………………少々

作り方

1 のりは小さくちぎる。豆腐は1cm角に切る。

2 鍋にだし汁と豆腐を入れて中火にかけ、煮立ち始めたらのり、しょうがを加える。のりがなじんだら、Aで調味する。

ココが長寿効果！

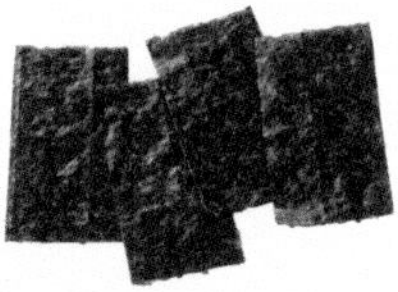

焼きのり

のりには水溶性食物繊維がたっぷり。便秘を改善して肥満を予防するほか、腸を健康に保ち、免疫力をアップします。ビタミン、ミネラルも豊富。豆腐のたんぱく質も、肥満の原因物質をエネルギーに変える成分を含みます。

ハーブの香りで食欲アップ。長ねぎの甘みもやさしい

トマトとハーブのスープ

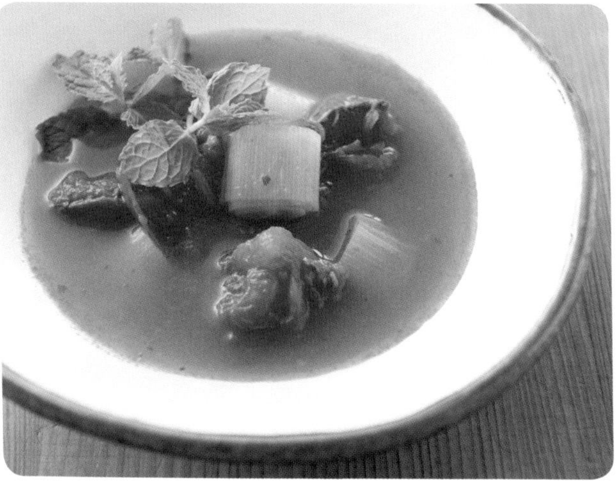

時間
10分

エネルギー	75kcal
たんぱく質	2.4g
糖質	7.7g
塩分	0.6g

材料（2人分）

トマト……大1個（250g）
長ねぎ…………1本（80g）
にんにく（つぶす）…1/2片
ドライタイム……小さじ1/4
ドライオレガノ…小さじ1/2
オリーブ油……大さじ1/2
だし汁………1 1/2カップ
塩…………………小さじ1/5
スペアミント…………少々

作り方

1 トマトはひと口大に切る。長ねぎは2cm幅に切る。

2 鍋にオリーブ油とにんにくを入れて中火で熱し、長ねぎ、オレガノ、タイムを加えて炒める。香りが立ったらトマトを加えてさっと炒める。

3 だし汁を加えて煮立て、塩で調味する。器に盛り、ミントを添える。

ココが長寿効果！

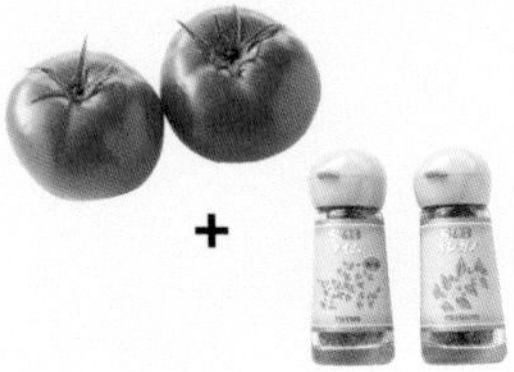

トマト＋ハーブ

トマトのリコピンは強い抗酸化作用を持つだけでなく、代謝をアップして中性脂肪の上昇を抑えます。ハーブは香りづけとしての役割はもちろん、活性酸素の除去能力も期待大。タイムやオレガノはトマトとの相性も抜群です。

仕上げのごま油がふわりと香る

ほうれん草ときくらげの卵スープ

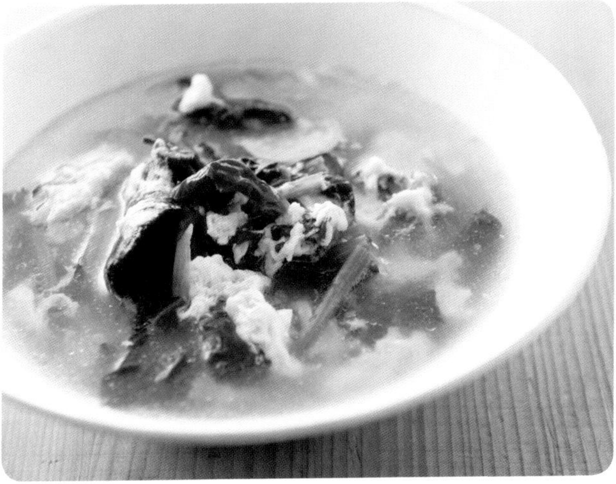

時間
10分

エネルギー	84kcal
たんぱく質	5.9g
糖質	1.2g
塩分	1.0g

材料（2人分）

ほうれん草……1/2束（100g）
きくらげ（乾燥）……4g
卵……1個
A［だし汁……2カップ
　にんにく（薄切り）……1/2片
B［塩、しょうゆ…各小さじ1/4
　こしょう……少々
ごま油……小さじ1

作り方

1 ほうれん草はさっとゆでて水にとり、水けをしぼって3〜4cm長さに切る。きくらげは水につけてもどし（時間外）、食べやすく切る。

2 鍋にAを中火で煮立て、**1**を加えて再び煮立ったら2〜3分煮る。Bで調味する。

3 溶きほぐした卵を流し入れ、ふんわりとしたら火を止め、ごま油を加える。

ココが長寿効果！

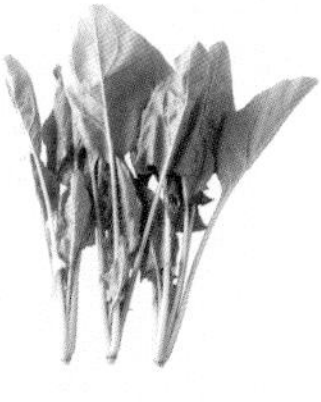

ほうれん草

ほうれん草はβ-カロテンやクロロフィルなど抗酸化力の高い成分や食物繊維を多く含みます。同じく食物繊維豊富なきくらげ、必須アミノ酸をバランスよく含む卵を合わせて、トータルに長寿力をバックアップ。

うまみが溶け出た缶汁ごと使って風味豊か

白菜とさけ缶のスープ

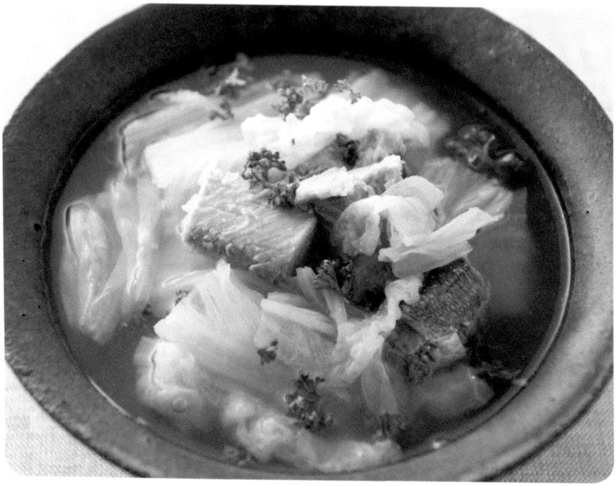

時間
25分

エネルギー	203kcal
たんぱく質	23g
糖質	2.8g
塩分	0.8g

材料（2人分）

白菜……………3枚（250g）
さけ水煮缶
……………大1缶（200g）

A
- だし汁……1 1/2カップ
- 白ワイン………大さじ2
- ローリエ…………1/2枚
- ドライタイム………少々

塩、こしょう…………各少々
パセリ（ちぎる）………少々

作り方

1 白菜は3～4cm四方に切る。

2 鍋にAを煮立て、白菜とさけ缶を缶汁ごと加え、再び煮立ったらふたをして弱めの中火で14～15分煮る。

3 塩、こしょうで味をととのえ、パセリを加えてひと煮する。

ココが長寿効果！

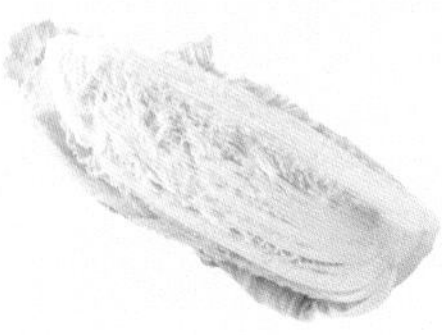

白菜

白菜に含まれるイソチオシアネートは動脈硬化やがんの予防に効果的な成分です。体内の余分な塩分を排出するカリウム、ビタミンCも豊富。いずれも水溶性の成分ですが、スープごといただけば効率的に取り入れることができます。

自然なとろみでのどごしのよいスープ

モロヘイヤと牛肉のミルクスープ

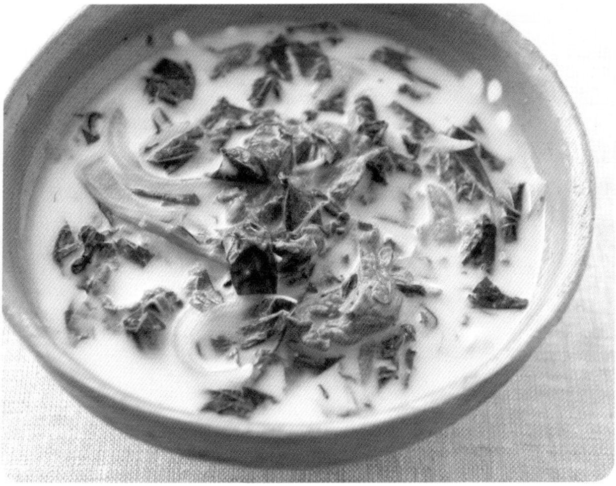

時間
15分

エネルギー	201kcal
たんぱく質	12g
糖質	5.1g
塩分	1.4g

材料（2人分）

モロヘイヤ……1袋（正味50g）
玉ねぎ……1/4個
牛こま切れ肉……100g
にんにく（つぶす）……1/2片
オリーブ油……大さじ1/2
A 湯……1 1/4カップ
A ローリエ……1/2枚
A ドライタイム……少々
牛乳……1/2カップ
塩……小さじ1/2
こしょう……少々

作り方

1 モロヘイヤは葉を摘み、1〜2cm幅に切る。玉ねぎは縦に薄切りにする。

2 鍋にオリーブ油とにんにくを入れて中火で熱し、香りが立ったら牛肉を加え、色が変わるまで炒める。**1**を加え、しんなりするまで炒める。

3 Aを加えて煮立て、アクを取り、弱めの中火で4〜5分煮る。牛乳を加えて温め、塩、こしょうで調味する。

ココが長寿効果！

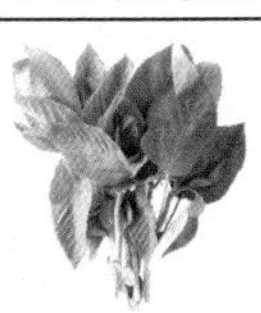

モロヘイヤ

抗酸化作用の強いβ-カロテンのほか、独特の粘りに含まれるペクチンなどが血糖値やコレステロール値を抑えます。

体にいいレバーは、焼き鳥で手軽に取り入れて

クレソンと鶏レバーのスープ

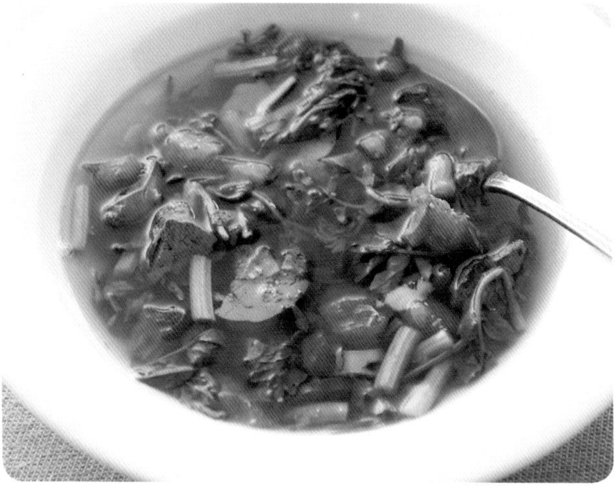

時間
10分

エネルギー	59kcal
たんぱく質	7.3g
糖質	3.9g
塩分	0.9g

材料（2人分）

クレソン………2束（120g）
焼き鶏（レバー・たれ味）
…………………2本（60g）
トマト ………1/4個（50g）
A
にんにく（つぶす）
……………………1/2片
だし汁…1 1/2カップ
塩…………………………少々
白粗びきこしょう……少々

作り方

1 クレソンは3〜4㎝長さに切る。トマトは1㎝角に切る。焼き鳥は串からはずし、7〜8㎜幅に切る。

2 鍋にAを煮立て、焼き鳥を加え、中火で2〜3分煮る。クレソンを加えてしんなりしたら、塩、トマトを加えてひと煮し、こしょうをふる。

ココが長寿効果！

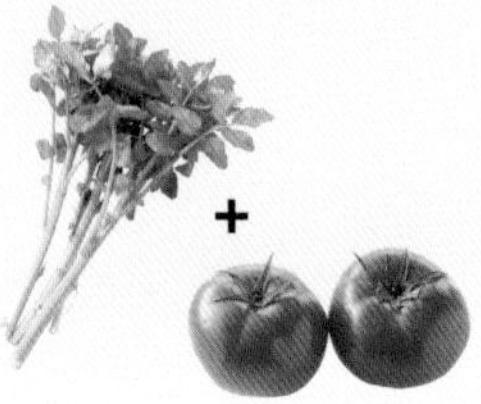

クレソン＋トマト

クレソンはがん予防効果が期待されているアブラナ科の野菜です。豊富なβ-カロテンはトマトのリコピンと合わせて強い抗酸化作用で老化を予防。葉酸を豊富に含むレバーを合わせてより健康効果アップ。

殻つきのえびで風味豊かなピリ辛スープ

オクラとえび、レンズ豆のチリスープ

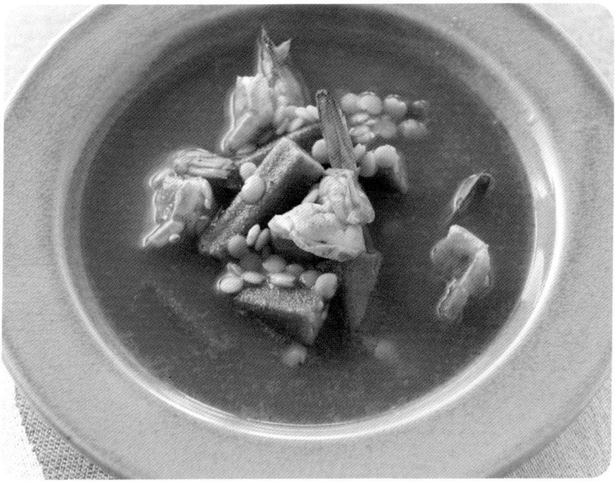

時間
20分

エネルギー	136kcal
たんぱく質	12.1g
糖質	8.5g
塩分	0.8g

材料（2人分）

- オクラ……10本（100g）
- えび（殻つき）…小10尾（80g）
- レンズ豆……30g
- にんにく（つぶす）……1/2片
- オリーブ油……大さじ1/2
- A
  - チリパウダー……小さじ1/2
  - チリペッパー……少々
  - ローリエ……1/2枚
- だし汁……2カップ
- 塩……小さじ1/5

作り方

1. オクラは長さを半分に切る。えびは足を取り、背側に切り込みを入れて背わたを取る。
2. 鍋にオリーブ油とにんにくを中火で熱し、香りが立ったら**1**を炒める。えびの色が変わったらⒶを加えてさらに炒める。
3. だし汁を加えて煮立て、アクを取り、レンズ豆を加える。弱火で豆がやわらかくなるまで10分煮て、塩で調味する。

ココが長寿効果！

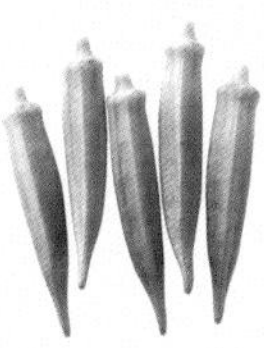

オクラ

オクラは水溶性食物繊維が豊富で、腸の健康を保つ短鎖脂肪酸を殖やします。もどさずに煮ることのできる手軽なレンズ豆を合わせて、おなかも満足のスープに。

豆乳で伸ばしてまろやかに。ナッツのカリカリがアクセント

豆乳とろろ汁

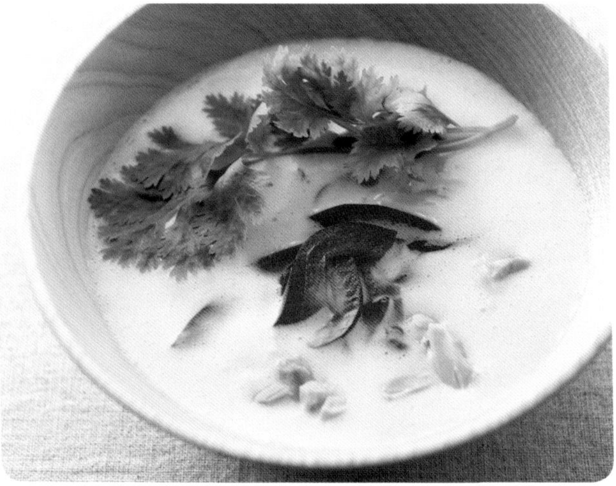

時間 10分

エネルギー	225kcal
たんぱく質	12.1g
糖質	21.4g
塩分	1.0g

材料（2人分）

やまといも……150g
ツナ（水煮缶詰）……小1缶（55g）
だし汁……3/4カップ
豆乳（成分無調整）……1/2カップ
A ナンプラー……小さじ1
A 砂糖……小さじ1/4
A おろしにんにく……少々
香菜……少々
パプリカ（赤）……少々
ピーナッツ（くだく）……5〜6粒

作り方

1 やまといもは皮をむき、酢少々（分量外）を加えた水に20分ほどさらして（時間外）水洗いし、水けを拭く。パプリカは薄切りにする。

2 やまといもをすりおろし、ツナの缶汁を切って加え、すり混ぜる。だし汁、豆乳を加えて混ぜる。Aで調味する。

3 器に盛り、香菜、パプリカ、ピーナッツをのせる。

ココが長寿効果！

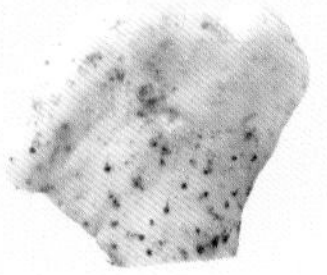

やまといも

やまといもは食物繊維が豊富。生で食べられるので、すりおろして調味するだけで冷製スープが完成します。粘り成分のムチンはたんぱく質の消化吸収を助ける効果も。

ミキサーでかくはんするだけの冷製スープ

アボカドヨーグルトスープ

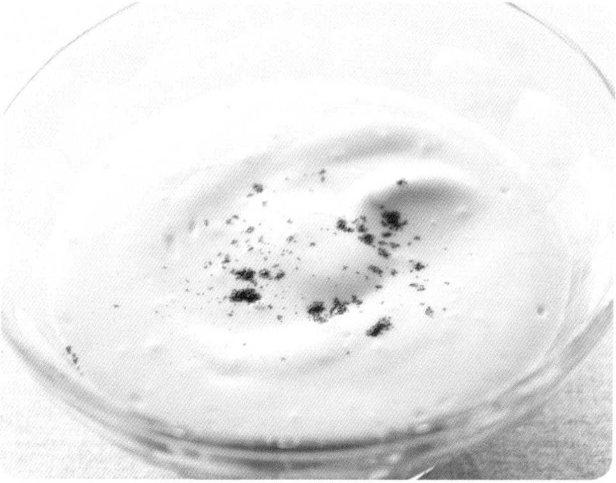

時間
5分

エネルギー	130kcal
たんぱく質	3.2g
糖質	4.4g
塩分	0.3g

材料（2人分）

アボカド…………大1/2個
（正味100g）
A［プレーンヨーグルト、冷水…各1/2カップ］
B［レモン汁………大さじ2
塩、こしょう……各少々］
パプリカパウダー……少々

作り方

1 アボカドは2㎝角に切り、Aとともにミキサーにかけてなめらかにする。

2 Bで調味し、器に盛り、パプリカをふる。

ココが長寿効果！

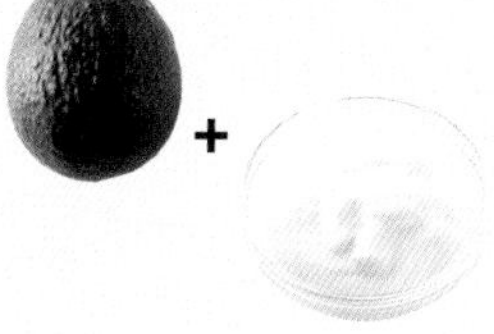

アボカド＋ヨーグルト

アボカドは食物繊維が豊富なだけでなく、抗酸化力の強いビタミンE、コレステロールを減らすオレイン酸など、長寿をサポートする成分がたっぷり。腸内細菌のバランスを整える乳酸菌豊富なヨーグルトと合わせて手軽なスープに。

夏におすすめの冷たいスープ。熱中症対策にも

すいかのピリ辛スープ

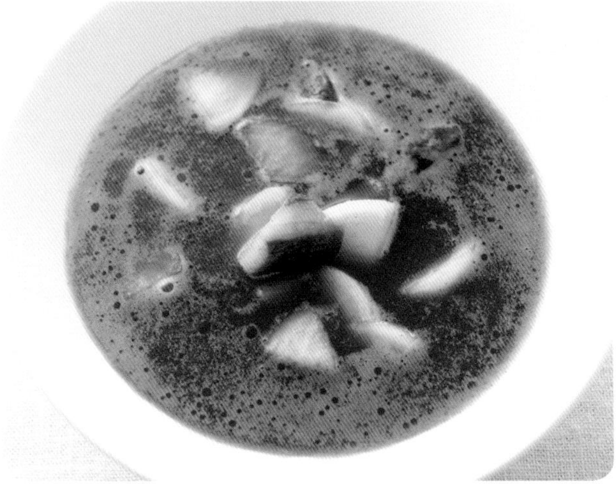

時間 15分

エネルギー	89kcal
たんぱく質	1.6g
糖質	16.1g
塩分	2.4g

材料（2人分）

- すいか……300g
- かぶ……1個（100g）
- きゅうり……1/2本（50g）
- 塩……小さじ1/2
- A
  - ごま油……小さじ1
  - 塩……小さじ1/2
  - おろしにんにく、粉唐辛子……各少々

作り方

1 すいかは種を除いてひと口大に切る。ミキサーにかけてなめらかにし、冷やす（時間外）。

2 きゅうりは縞目に皮をむく。かぶとともに小さめの乱切りにし、塩をまぶして20～30分おく（時間外）。もんでしんなりしたら水洗いして水けをしぼる。

3 **1**をAで調味し、**2**を加えて混ぜる。

ココが長寿効果！

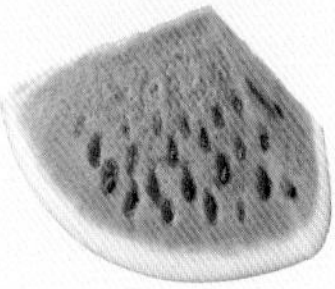

すいか

すいかに含まれるシトルリンという成分は、血管を拡張して、血流を増やす効果があります。シトルリンは利尿作用も強く、すいかをはじめかぶ、きゅうりにも含まれるカリウムとともに、体内の余分な水分を排出し、むくみを抑えます。

3章

発酵食品の長寿スープ

キムチを相性のいい豚肉と合わせたおかずスープ

えのきとチンゲン菜のキムチスープ

材料（2人分）

白菜キムチ……………80g
えのきだけ
……………1/2袋（50g）
チンゲン菜……1株（80g）
豚ロース薄切り肉…100g
Ⓐ［湯………1 3/4カップ
Ⓐ［酒……………大さじ1
塩………………小さじ1/5

作り方

1 チンゲン菜は食べやすく切る。

2 鍋にⒶを煮立て、豚肉を加える。再び煮立ったらアクを取り、えのきだけ、チンゲン菜を加えてひと煮する。

3 塩で調味し、キムチを加えてすぐ火を止める。

時間 10分

エネルギー	167kcal
たんぱく質	11.7g
糖質	3.8g
塩分	1.5g

ココが長寿効果！

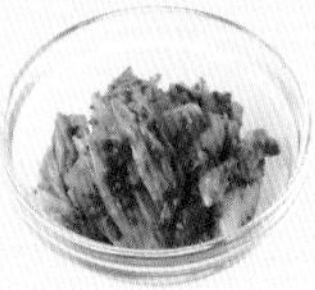

白菜キムチ

キムチも乳酸菌が豊富な発酵食品のひとつ。腸内で善玉菌を増やします。唐辛子のカプサンチンも強い抗酸化作用を持つ成分。キムチに食物繊維豊富な野菜やきのこをプラスして、健康な腸を作ります。

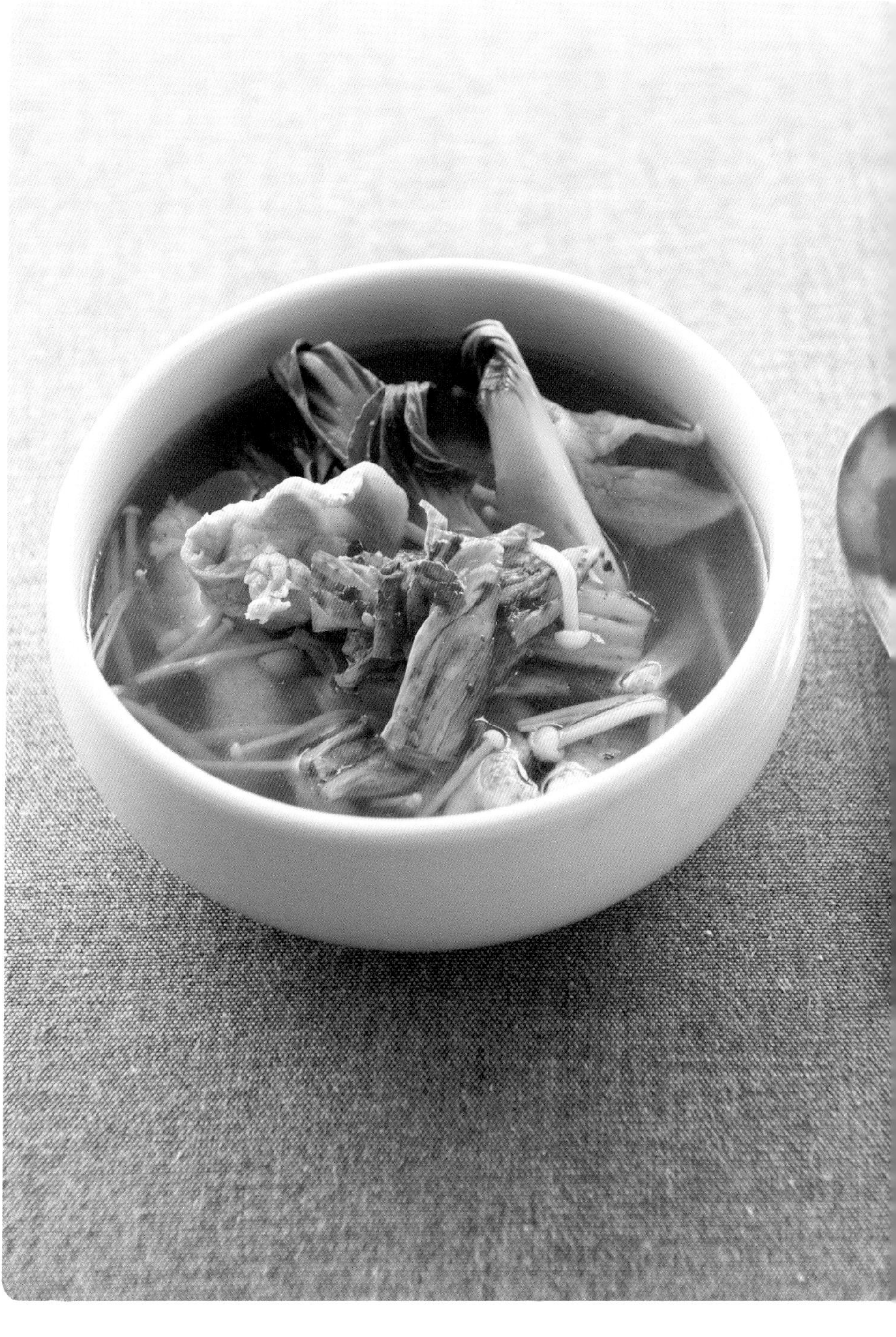

納豆＋牛肉で濃厚なうまみのひと皿に

納豆とモロヘイヤのスープ

材料（2人分）

納豆………1パック（40g）
モロヘイヤ………正味20g
トマト……1/2個（100g）
牛ひき肉……………100g
にんにく（みじん切り）
……………………1/2片
オリーブ油……大さじ1/2
しょうゆ…………小さじ1
湯……………1 3/4カップ
塩、こしょう………各少々

作り方

1 モロヘイヤは葉を摘み、ざく切りにする。トマトは1㎝角に切る。

2 鍋にオリーブ油を中火で熱し、にんにく、ひき肉を炒める。ぽろぽろになったらしょうゆを加える。

3 モロヘイヤを加えてさらに炒め、しんなりしたらトマト、湯を加えて煮立て、塩、こしょうで調味する。納豆を加えてすぐ火を止める。

時間
15分

エネルギー	223kcal
たんぱく質	13.1g
糖質	4.0g
塩分	0.8g

ココが長寿効果！

納豆＋モロヘイヤ＋トマト

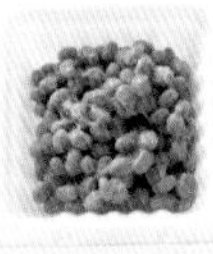
＋
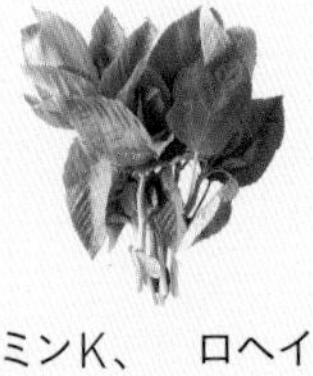
＋
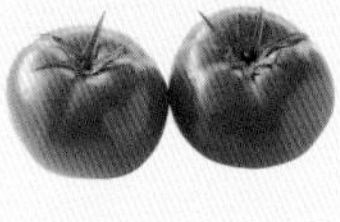

納豆はイソフラボン、レシチン、ビタミンK、Eなどが豊富な健康食材の代表格。善玉菌を増やす水溶性食物繊維を多く含むモロヘイヤ、抗酸化作用の強いリコピンを含むトマトを加えて、さらに効果アップ。

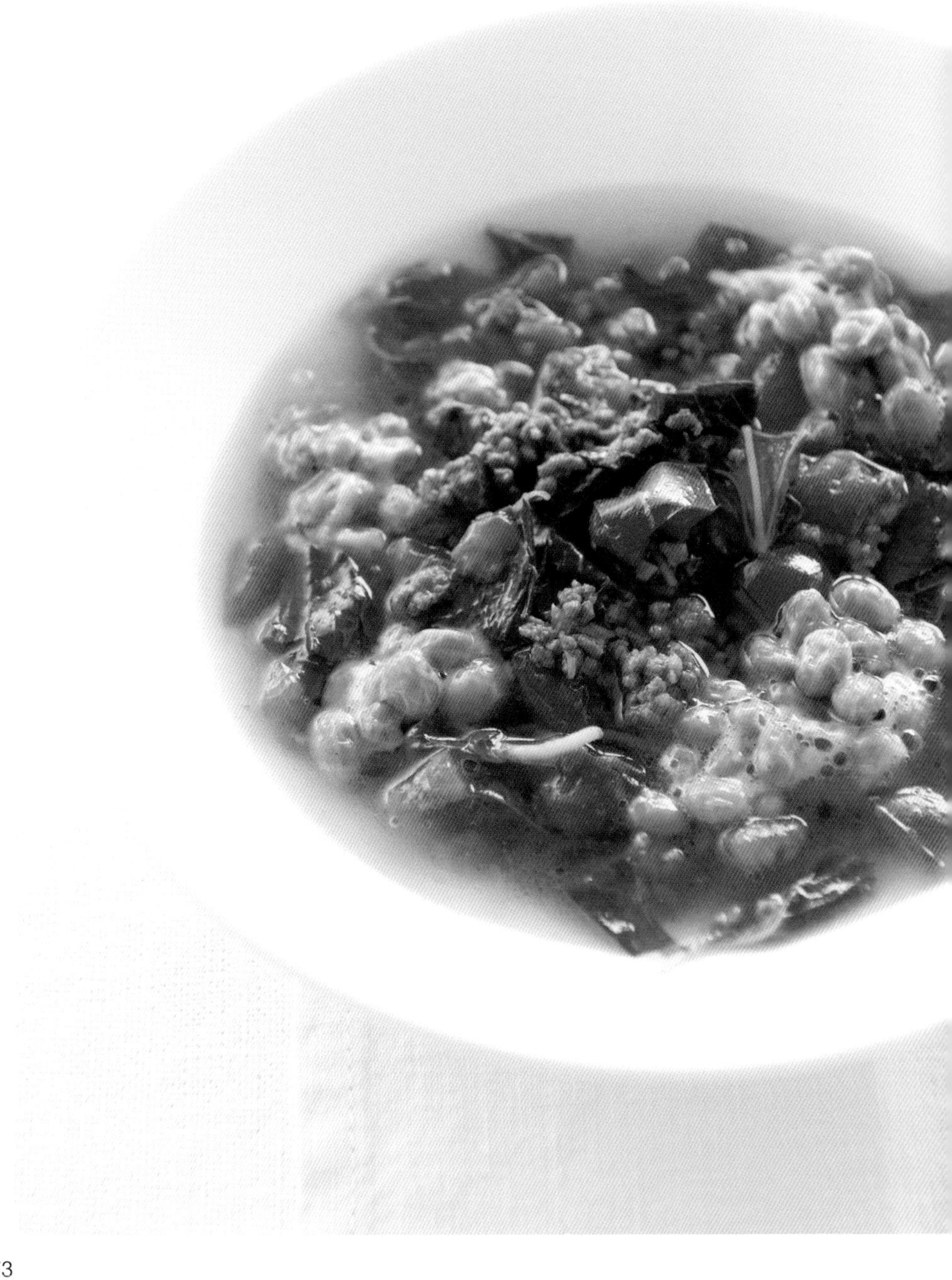

キムチの辛みで体が内側から温まる

キムチと厚揚げのスープ

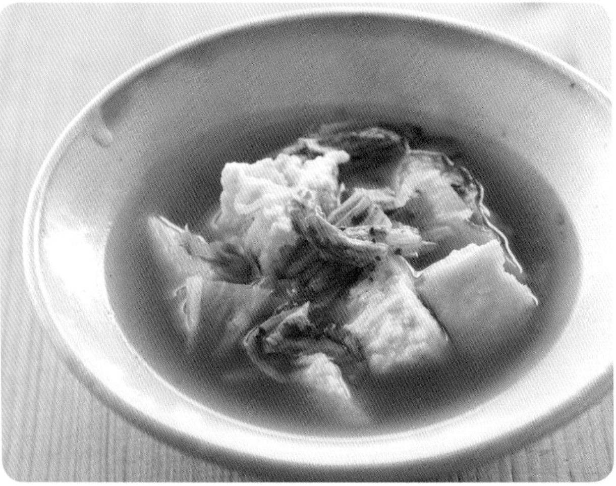

時間
10分

エネルギー	134kcal
たんぱく質	9.3g
糖質	2.8g
塩分	1.5g

材料（2人分）

白菜キムチ……………80g
厚揚げ…………………150g
A
湯…………1 3/4カップ
チキンコンソメ（固形）…………1/2個
しょうゆ…………小さじ1/4

作り方

1 厚揚げはさっと湯通しして油抜きをし、小さめのひと口大にちぎる。

2 鍋にⒶを煮立て、厚揚げを加えて中火で2～3分煮る。キムチを加え、しょうゆで調味する。

ココが長寿効果！

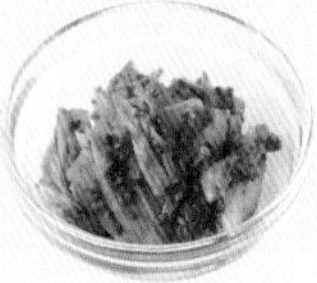

白菜キムチ

キムチの乳酸菌が腸内環境を整えます。さらに唐辛子のカプサンチンが代謝をアップ。厚揚げの大豆たんぱくに含まれるβ-コングリシニンも中性脂肪をエネルギーに変える働きがあり、肥満予防にも役立つスープです。

発酵＆ねばとろ食材で元気100倍

納豆とオクラ、めかぶのみそスープ

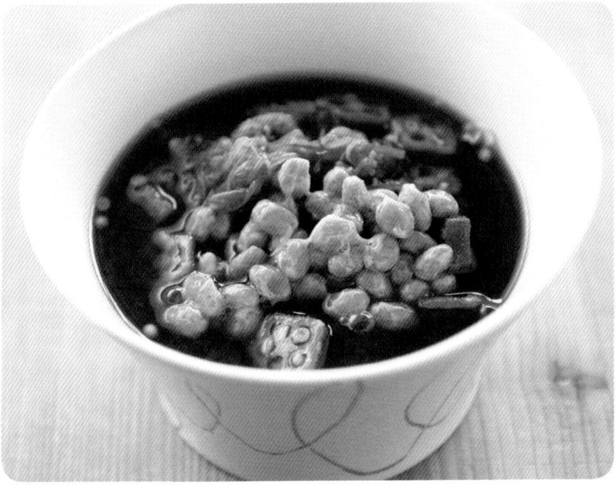

時間
10分

エネルギー	88kcal
たんぱく質	7.4g
糖質	2.8g
塩分	1.7g

材料（2人分）

納豆………1パック（40g）
オクラ…………8本（80g）
めかぶ……1パック（35g）
だし汁………1 1/2カップ
八丁みそ……大さじ1 1/2

作り方

1 オクラはゆでて小口切りにする。

2 鍋にだし汁を入れて中火にかけ、みそを溶き入れる。煮立ったら**1**、めかぶを加えてひと煮し、納豆を加えてすぐ火を止める。

ココが長寿効果！

納豆＋オクラ＋めかぶ

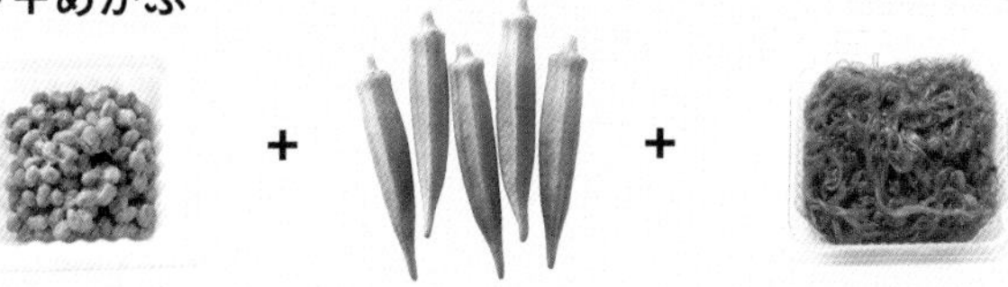

さまざまな栄養成分を含む納豆に、食物繊維をたっぷり含むねばねば食材のオクラ、めかぶを組み合わせれば、腸の健康をキープでき、免疫力もアップ。味つけにも発酵パワーを持つ八丁みそを使えば、病気予防にさらに効果的。

うまみと塩けの塩麹に、キリッとわさびをきかせて

大根おろしと豆腐の塩麹スープ

材料（2人分）

- 大根……………………200g
- 木綿豆腐…2/3丁（200g）
- 塩麹………………………15g
- だし汁………1 1/2カップ
- おろしわさび…………少々
- 長ねぎ（小口切り）…少々

作り方

1. 大根はすりおろし、軽く汁けをきる。豆腐は半分に切る。
2. 鍋にだし汁と豆腐を入れて煮立て、弱火で4〜5分煮る。
3. 中火にして塩麹、大根おろしを加えてひと煮する。器に盛り、長ねぎをちらしてわさびを添える。

時間
15分

エネルギー	116kcal
たんぱく質	9.7g
糖質	5.6g
塩分	1.4g

ココが長寿効果！

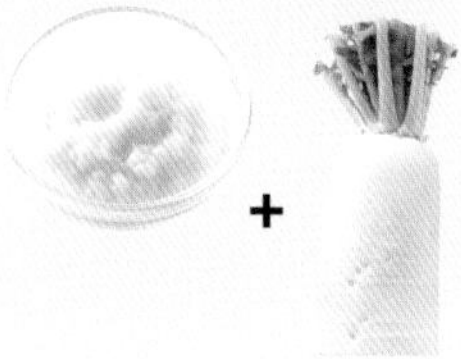

塩麹＋大根

塩麹の発酵パワーに、がん予防効果が注目されているイソチオシアネートを含む大根を合わせます。大根はすりおろすことで酵素が増加、さらにがん予防効果が高まります。豆腐の良質なたんぱく質をプラスしてより効果アップ。

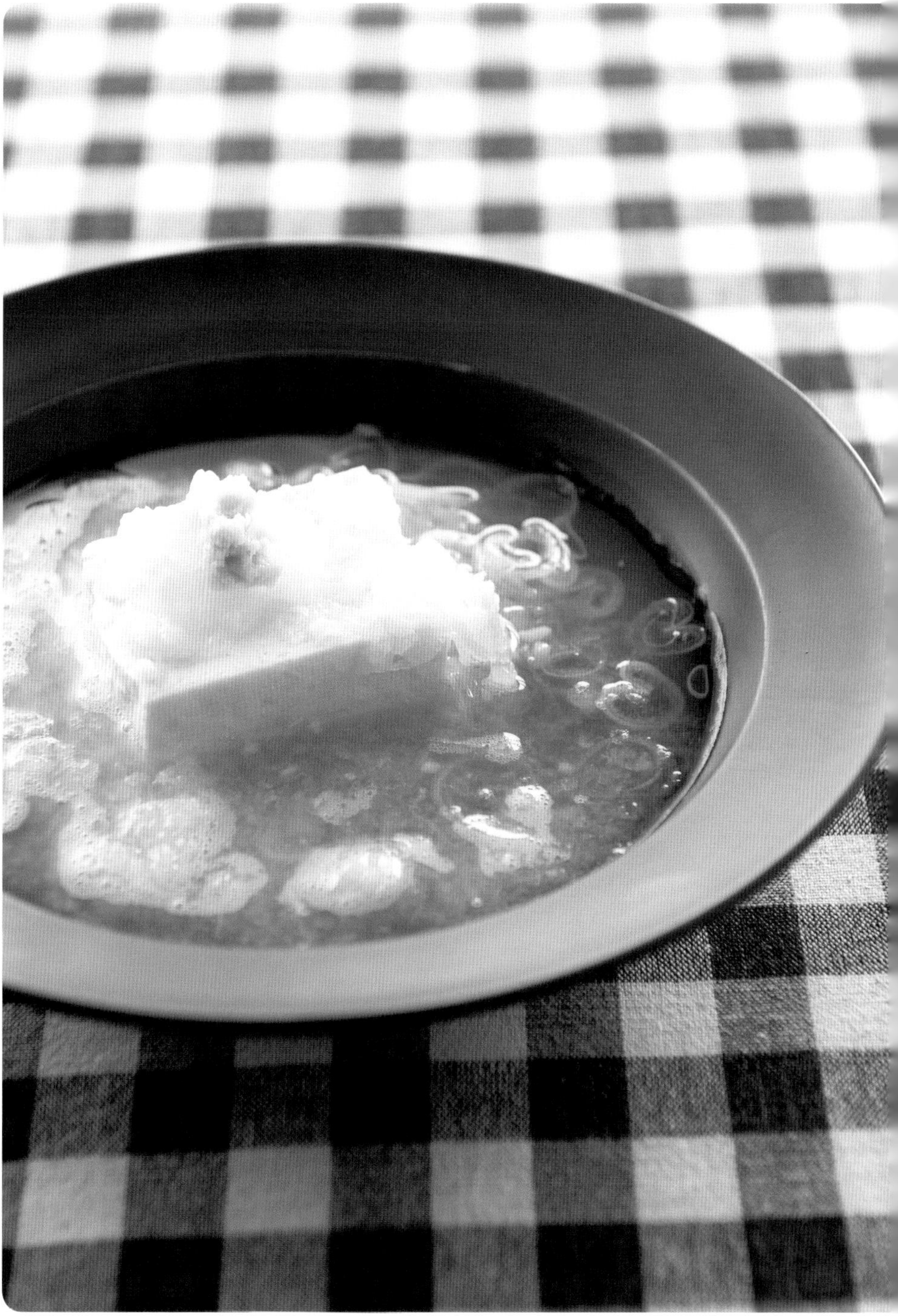

牛肉の強いうまみがビーツの独特の風味に合う

ビーツと牛肉の塩麹スープ

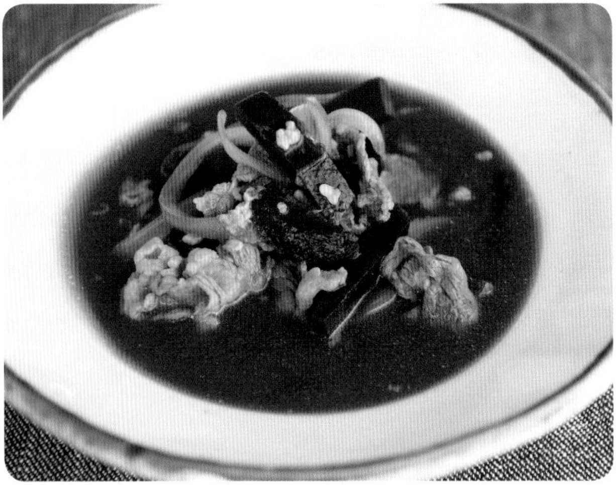

時間
15分

エネルギー	163kcal
たんぱく質	10.4g
糖質	8.8g
塩分	1.0g

材料（2人分）

ビーツ（水煮）…………100g
牛こま切れ肉…………100g
塩麹…………………………15g
玉ねぎ ………1/4個（50g）

Ⓐ
- 水…………1 3/4カップ
- にんにく（つぶす）…………………1/2片
- ローリエ …………1/2枚

作り方

1 玉ねぎは縦に薄切りにする。ビーツは1cm太さの棒状に切る。

2 鍋にⒶと玉ねぎを入れて煮立て、牛肉を加える。再び煮立ったらアクを取り、弱火で5～6分煮る。

3 塩麹、ビーツを加えてひと煮する。

ココが長寿効果！

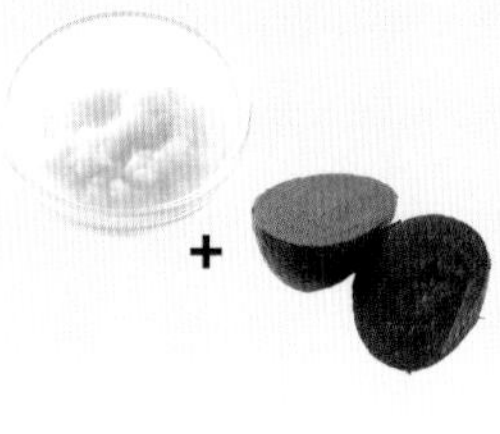

塩麹＋ビーツ

乳酸菌や酵素の働きで腸内環境を整える塩麹を調味料に使います。ビーツは体に有効な栄養成分がたっぷり。濃い赤色の色素成分ベタシアニンは強い抗酸化作用があり、がん予防に効果的。水煮のパックや缶詰が便利です。

いりこも具としてそのまま食べて、健康効果アップ

セロリのカレースープ

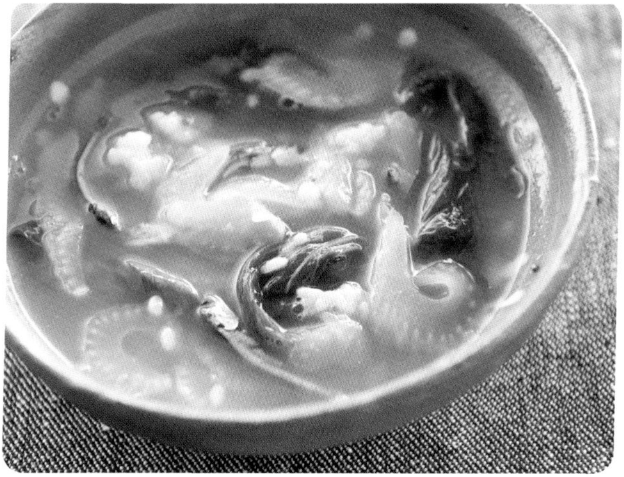

時間
15分

エネルギー	74kcal
たんぱく質	5.4g
糖質	3.5g
塩分	1.0g

材料（2人分）

セロリ…………1本（100g）
セロリの葉……………少々
いりこ……………………15g
カレー粉………小さじ1/2
サラダ油………大さじ1/2
湯……………1 1/2カップ
A［甘麹…………大さじ2
　 塩……………小さじ1/4］

作り方

1 セロリは筋を取り、薄い小口切りにする。葉はざく切りにする。

2 鍋にサラダ油といりこを入れ、弱火でこんがりするまで炒める。カレー粉を加えてひと炒めし、香りが立ったらセロリを加え、中火でしんなりするまで炒める。

3 湯を加えて煮立て、アクを取り、弱めの中火で4～5分煮る。Aで調味し、セロリの葉を加えてひと煮する。

ココが長寿効果！

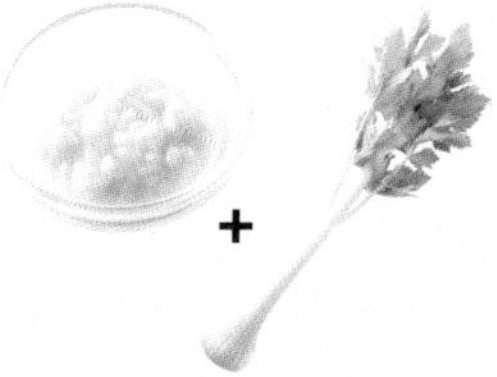

甘麹＋セロリ

甘麹は米麹で作られた甘酒の素。甘麹の植物性乳酸菌は生きたまま腸に届き、善玉菌を増やします。セロリは抗がん作用が高い食材のひとつ。葉にもβ-カロテンなどの抗酸化物質が含まれますので、残さず食べましょう。

酸味と甘みのバランスのよいデザートスープ

りんごのスープ

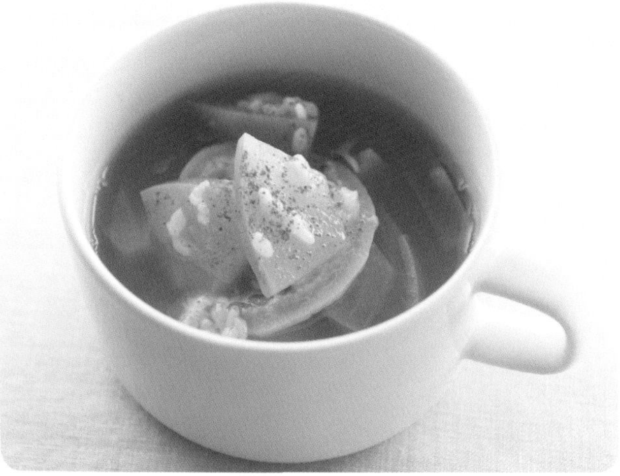

時間 35分

エネルギー	67kcal
たんぱく質	0.5g
糖質	15.1g
塩分	0.3g

材料（2人分）

りんご……………1/2個（150g）

A
- 水………………1 1/2カップ
- 甘麹…………………大さじ3
- シナモンスティック‥1/2本

酢…………………………大さじ2

塩、チリペッパー………各少々

作り方

1 りんごは皮つきのまま5～6㎜幅のいちょう切りにする。

2 鍋に**1**、Aを入れ、ふたをして煮立て、弱火で20～30分煮る。

3 酢、塩で調味し、器に盛り、チリペッパーをふる。

ココが長寿効果！

甘麹＋酢＋りんご

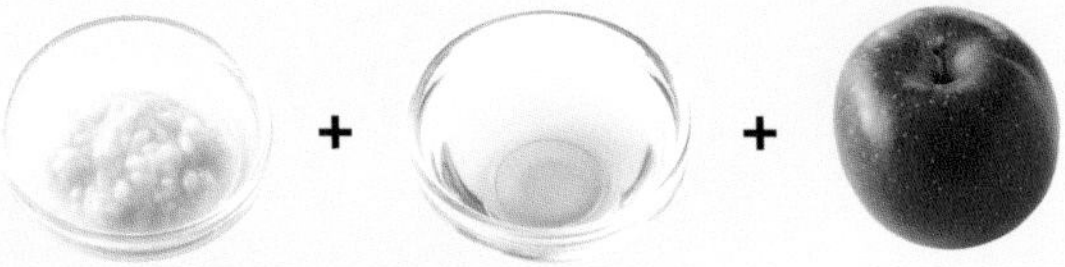

酢は腸のぜん動運動を活発にして便秘を改善する働きがあります。甘麹の乳酸菌と合わせて腸内環境を整えます。りんごには抗酸化物質、ビタミン類が豊富。寿命を決める染色体、テロメアの減少を抑えます。

梅干しをくずしながらいただきます

さつまいもともずくの梅酒粕スープ

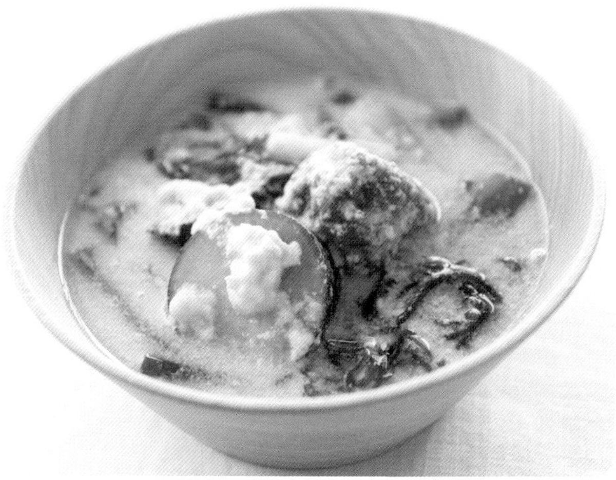

時間
25分

エネルギー	138kcal
たんぱく質	5.7g
糖質	20.8g
塩分	2.9g

材料（2人分）

- さつまいも……………100g
- 梅干し…………2個（30g）
- 万能ねぎ……1/3束（30g）
- もずく……1パック（40g）
- だし汁………1 3/4カップ
- 酒粕……………………50g

作り方

1 酒粕は小さくちぎり、だし汁1/4カップにひたす。梅干しは全体を竹串で刺す。さつまいもは皮つきのまま1㎝幅の輪切りにし、水にさっとさらして水けをきる。万能ねぎは3㎝長さに切る。

2 鍋に残りのだし汁、さつまいも、梅干しを入れ、ふたをして煮立て、中火で10～15分煮る。

3 **1**の酒粕を混ぜてから加え、ひと煮する。万能ねぎ、もずくを加える。

ココが長寿効果！

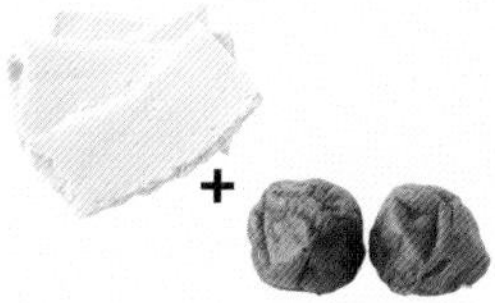

酒粕＋梅干し

酒粕は食物繊維やビタミンB群、葉酸などを多く含む栄養価の高い食品です。酒造りでできたもろみをしぼったものなので、発酵パワーも抜群。梅干しのクエン酸は疲労回復に。

漬けもののほどよい酸味が絶好の調味料に

白菜漬けと豚肉のスープ

材料（2人分）

白菜漬け……………… 100g
豚ロース薄切り肉… 100g
赤唐辛子（ちぎって種を除く）……………………1本
ごま油…………大さじ1/2
湯……………1 1/2カップ
塩…………………………少々

作り方

1 白菜漬けは軽く汁けをしぼってひと口大に切る。豚肉はひと口大に切る。

2 鍋にごま油、赤唐辛子を入れて中火で熱し、豚肉をこんがりとするまで炒める。白菜漬けを加えてさっと炒める。

3 湯を加えて煮立て、アクを取り、塩で調味する。

時間 15分

エネルギー	168kcal
たんぱく質	10.4g
糖質	1.0g
塩分	1.5g

ココが長寿効果！

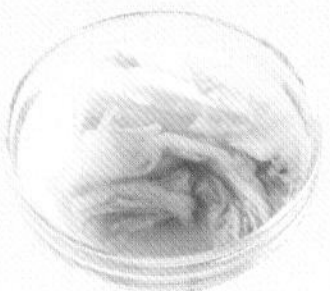

白菜漬け

白菜を塩漬けにし、発酵させたものが白菜漬け。白菜が持つ食物繊維やイソチオシアネートの働きに植物性乳酸菌の力が加わって、腸内環境の改善やがん予防に効果が期待できます。同時に豚肉で良質なたんぱく質を補給します。

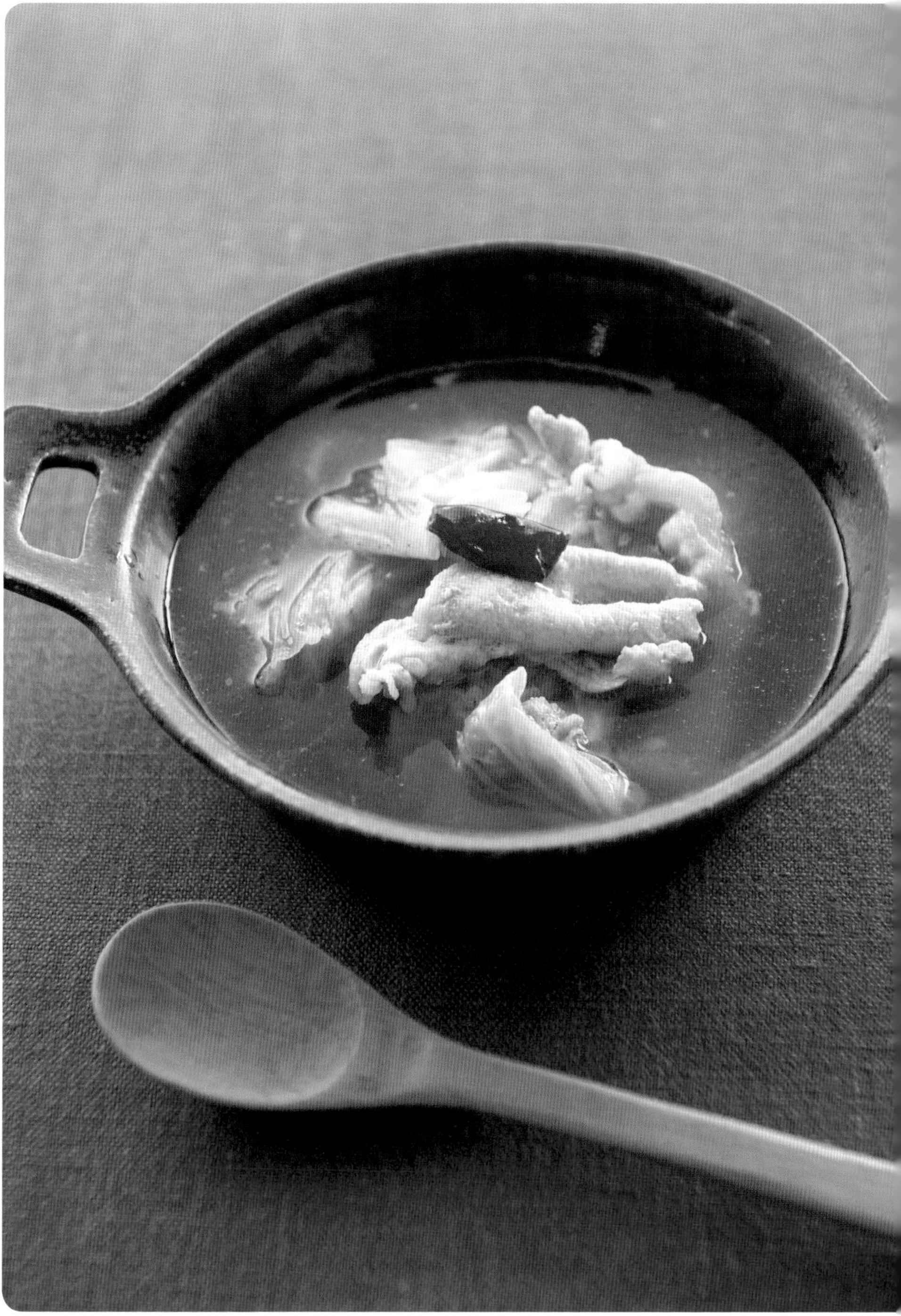

混ぜるだけでも効果満点！　韓国風ピリ辛スープ

きゅうりのぬか漬けともずくの冷製スープ

材料（2人分）

きゅうりのぬか漬け …………1/2本分（50g）

A
- ごま油…………小さじ1
- 長ねぎ（みじん切り）……………………10cm
- しょうが（みじん切り）………………1/2かけ
- 粉唐辛子…小さじ1/2
- もずく……1パック（40g）

B
- 酢………………大さじ2
- しょうゆ ….小さじ1/2

冷水…………1 1/4カップ

作り方

1 きゅうりは薄い小口切りにする。

2 ボウルに**1**、Aを入れてよく混ぜ、Bを加えて混ぜ、冷水を注ぐ。

時間
5分

エネルギー	41kcal
たんぱく質	1.0g
糖質	3.4g
塩分	2.1g

ココが長寿効果！

きゅうりのぬか漬け＋もずく＋酢

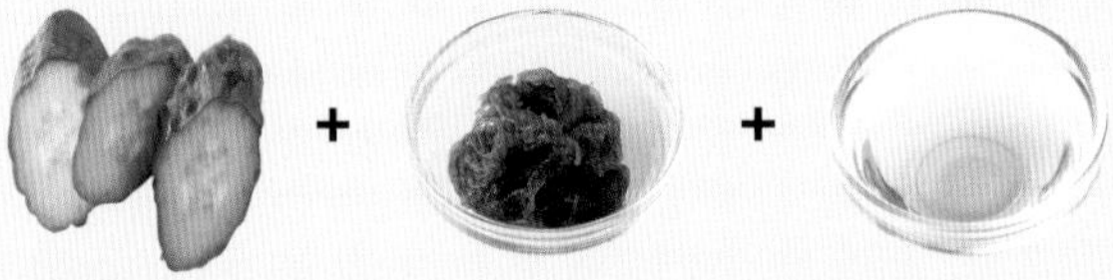

植物性乳酸菌が豊富なぬか漬けをスープの具に。食物繊維豊富なもずくを合わせて便秘を改善。酢も腸のぜん動運動を促して腸内環境を整えます。ほどよい酸味は減塩効果にもつながり、高血圧に悩んでいる方にもおすすめです。

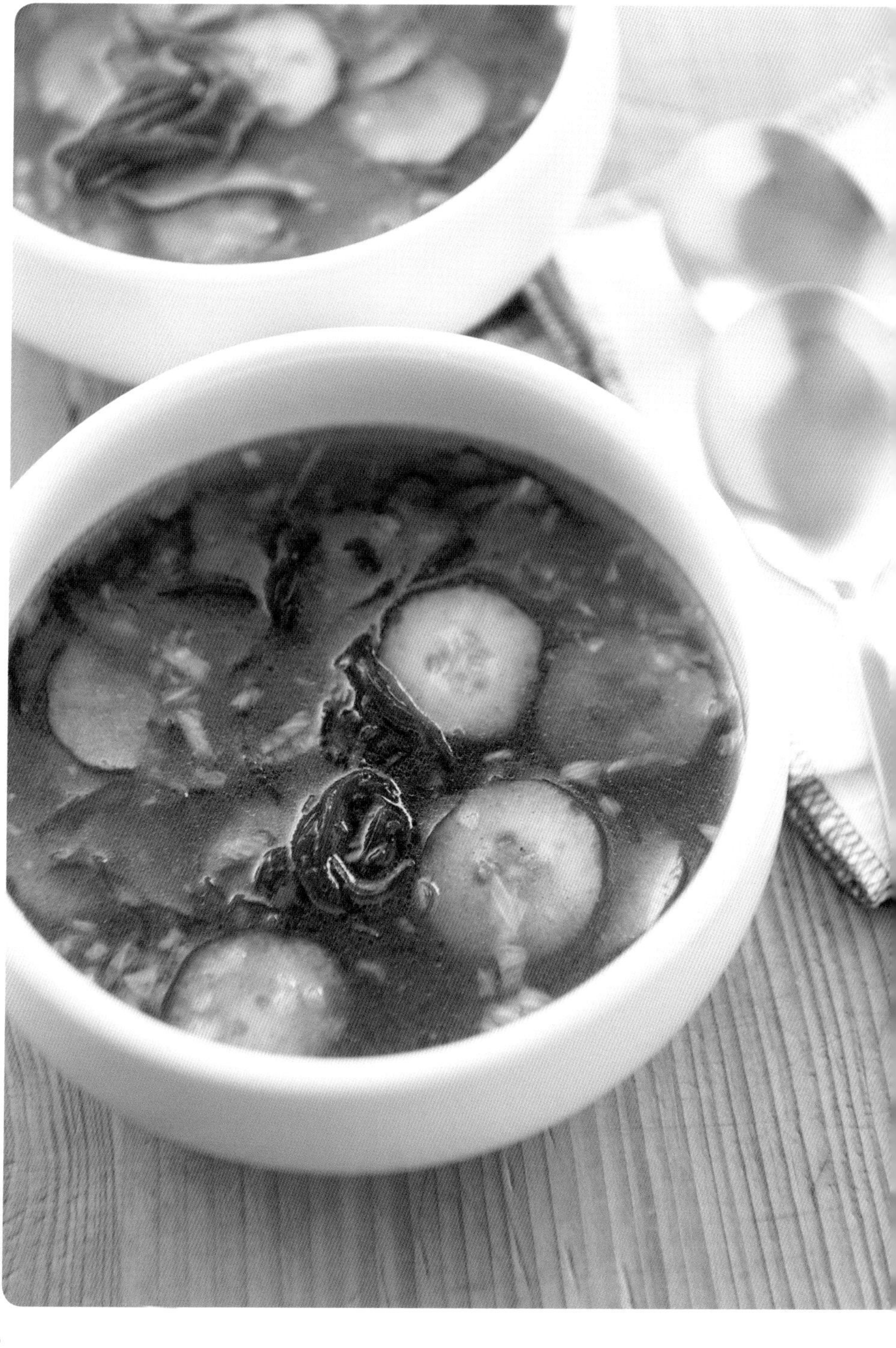

高菜のうまみ、酸味が生きて深い味わい

高菜漬けとひき肉の豆乳スープ

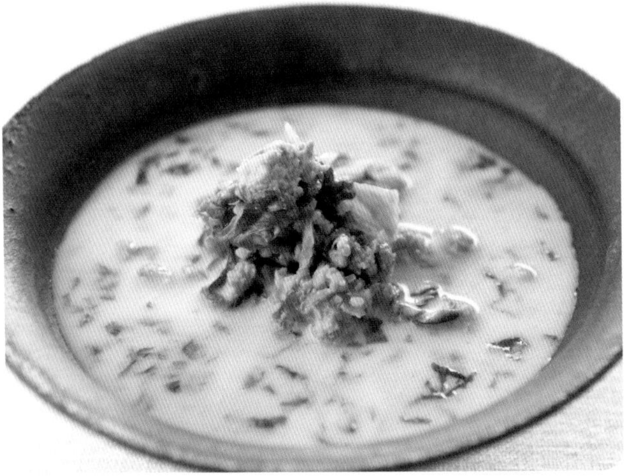

時間
10分

エネルギー	220kcal
たんぱく質	14g
糖質	4.9g
塩分	1.2g

材料（2人分）

高菜漬け……………………30g
豚ひき肉……………………100g
にんにく（つぶす）…1/2片
ごま油…………大さじ1/2
酒…………………………大さじ1
湯…………………1/2カップ
豆乳（成分無調整）
……………1 1/4カップ
塩、こしょう………各少々

作り方

1 高菜漬けは細かく刻む。

2 鍋にごま油を中火で熱し、ひき肉、にんにくを炒める。ぽろぽろになったら**1**を加えてさらに炒める。

3 酒をふり、湯を加えて煮立てる。豆乳を加えてふつふつしたら塩、こしょうで調味して、すぐ火を止める。

ココが長寿効果！

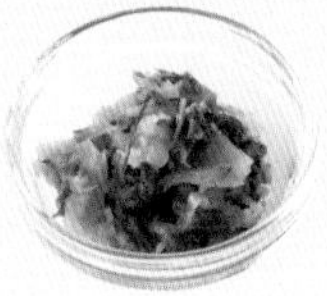

高菜漬け

高菜漬けも植物性乳酸菌豊富な発酵食品の仲間。善玉菌を増やし、腸を健康に保ちます。大豆レシチンや大豆サポニン、イソフラボンなど、大豆の栄養を受け継いだ豆乳をベースにして、より健康効果をアップ。

さっぱりとした酸味が広がる1杯。冷やしてもおいしい

しば漬けとレタス、豆腐のスープ

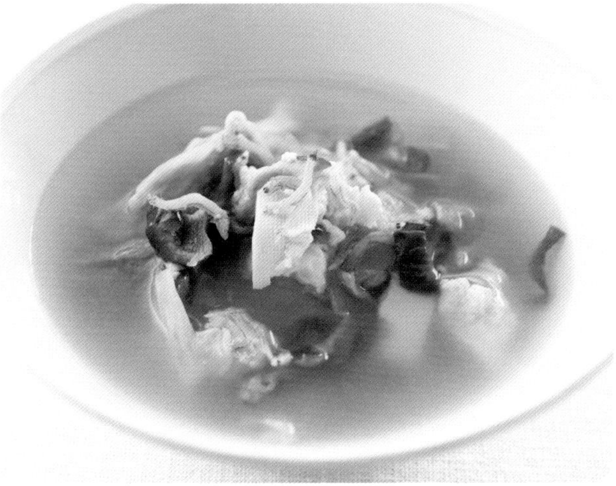

時間
10分

エネルギー	120kcal
たんぱく質	6.8g
糖質	2.4g
塩分	1.4g

材料（2人分）

しば漬け……………………30g
レタス………1/2個（150g）
木綿豆腐…2/3丁（100g）
ちりめんじゃこ…………10g
サラダ油…………大さじ1
だし汁………1 1/2カップ
A ［しょうゆ……小さじ1/5
　 塩、こしょう……各少々

作り方

1 しば漬けは細かく刻む。レタスはひと口大にちぎる。

2 鍋にサラダ油を中火で熱し、じゃこをかりっとするまで炒める。レタスを加えてしんなりするまで炒め、豆腐をくずしながら加えてさらに炒める。

3 だし汁を加えて煮立て、しば漬けを加えてひと煮する。Aで調味する。

ココが長寿効果！

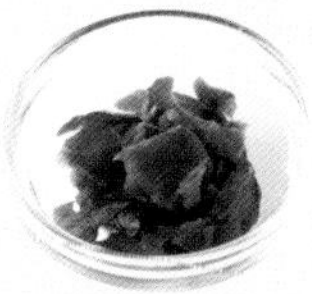

しば漬け

しば漬けの酸味は乳酸発酵によるものです。酢などで酸味を加えているものも多くありますが、発酵食品としての効能を期待するなら、しっかりと乳酸発酵しているものを選びましょう。悪玉菌の定着、増殖を防いでくれます。

相性抜群の組み合わせ。トルコ風冷製スープ

にんにくのヨーグルトスープ

材料（2人分）

- にんにく……40g
- プレーンヨーグルト……1カップ
- オリーブ油……小さじ1
- A
  - 湯……1カップ
  - 白ワイン……大さじ2
  - チキンコンソメ（固形）……1/4個
  - ローリエ……1/2枚
  - ドライタイム（粉末）……少々
- 塩、こしょう……各少々
- タイム（飾り用）……少々

作り方

1 鍋にオリーブ油とにんにくを入れ、弱火で薄く色づくくらいまで炒める。Aを加えてふたをし、10～15分煮る。

2 火を止めてローリエを除き、にんにくをつぶす。粗熱が取れたら冷蔵庫で冷やす（時間外）。

3 ヨーグルトを加えて混ぜ、塩、こしょうで調味する。器に盛り、タイムを飾る。

時間
20分

エネルギー	121kcal
たんぱく質	5.0g
糖質	10.0g
塩分	0.6g

ココが長寿効果！

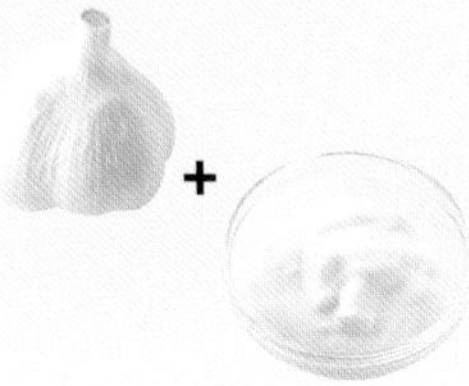

にんにく＋ヨーグルト

アメリカ国立がん研究所の「デザイナーフーズ・ピラミッド」の頂点に立つ、最強の抗がん作用を持つにんにく。積極的に取り入れましょう。ヨーグルトは発酵食品の代表格。腸を健康にして免疫力をアップし、がん予防効果をより強力に。

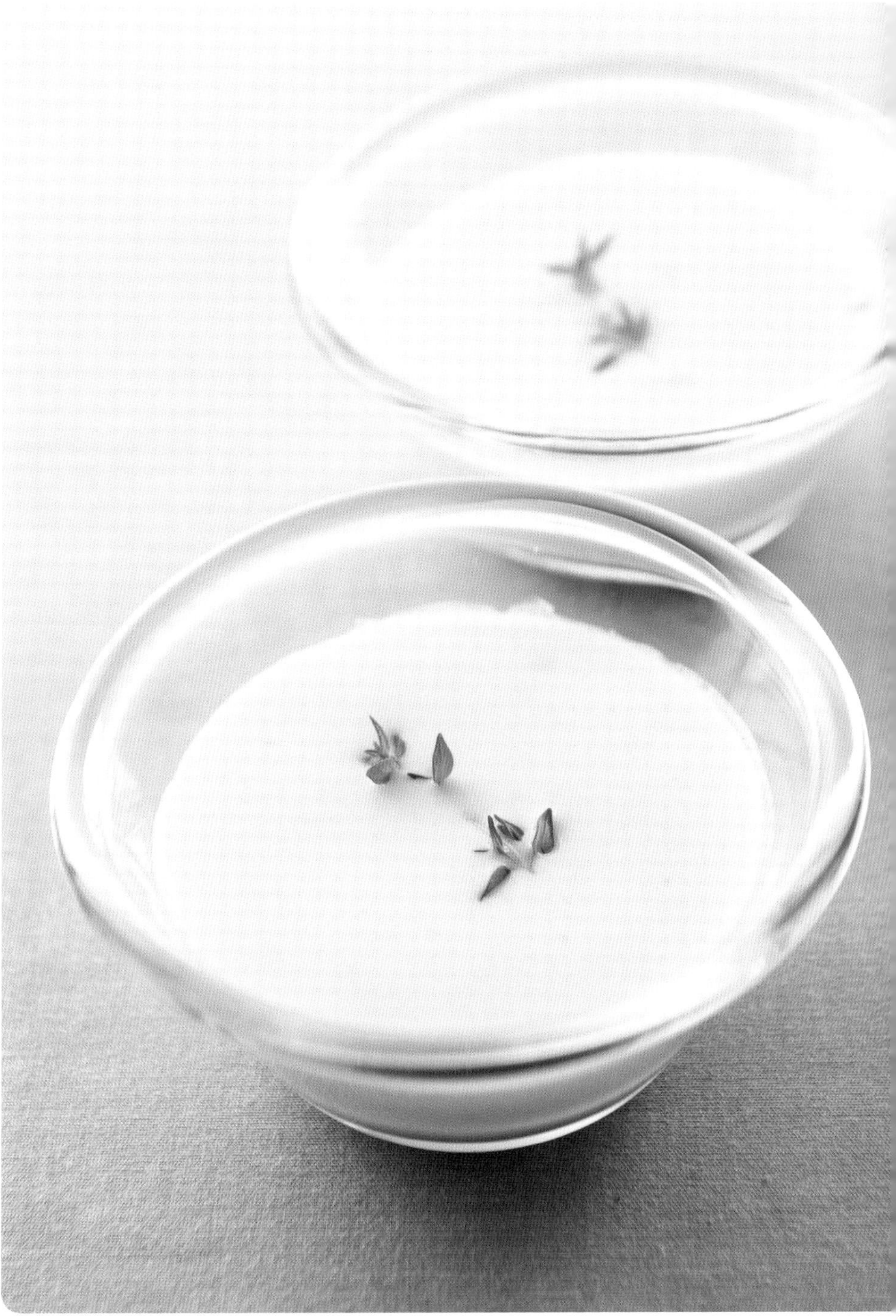

じっくり炒めた玉ねぎの甘みが広がる

オニオン グラタンスープ

材料（2人分）

- 玉ねぎ…1 1/2個（300g）
- グリエールチーズ（シュレッドタイプ）…40g
- オリーブ油…大さじ1
- A
  - 湯…1 1/2カップ
  - チキンコンソメ（固形）…1/2個
  - ローリエ…1/2枚
- B
  - おろしにんにく…少々
  - 塩、粗びき黒こしょう…少々

作り方

1. 玉ねぎは縦にできるだけ薄く切る。
2. 鍋にオリーブ油を中火で熱し、**1**を炒める。水分が飛ぶまで炒めたら、弱火で20～30分、こげ茶色になるまで炒める。
3. Aを加えて中火で煮立て、弱火で7～8分煮る。Bを加えて混ぜる。
4. 耐熱の器に移し、チーズをのせ、オーブントースターで8～10分焼く。

時間
55分

エネルギー	200kcal
たんぱく質	7.1g
糖質	11.7g
塩分	1.0g

ココが長寿効果！

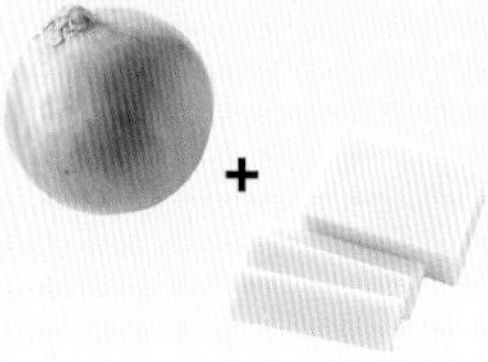

玉ねぎ＋チーズ

玉ねぎはオリゴ糖を豊富に含みます。オリゴ糖は善玉菌のえさとなって善玉菌を増やし、腸を健康な状態に保ちます。チーズは良質なたんぱく質の補給源になるだけでなく、不足しがちなカルシウムを補う食品としても大切です。

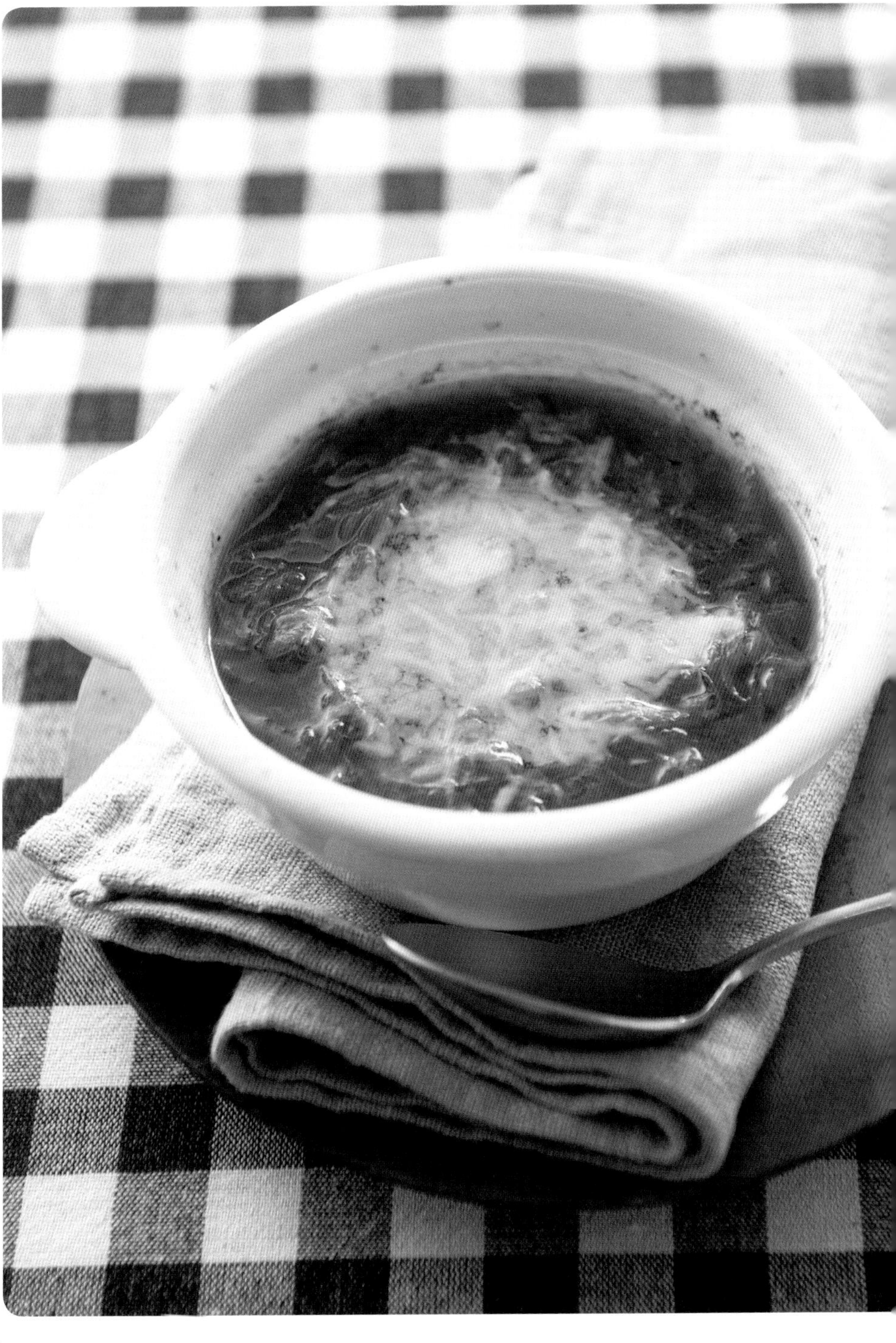

ヨーグルトと好相性のクミン、ミントをアクセントに

カラフルヨーグルトスープ

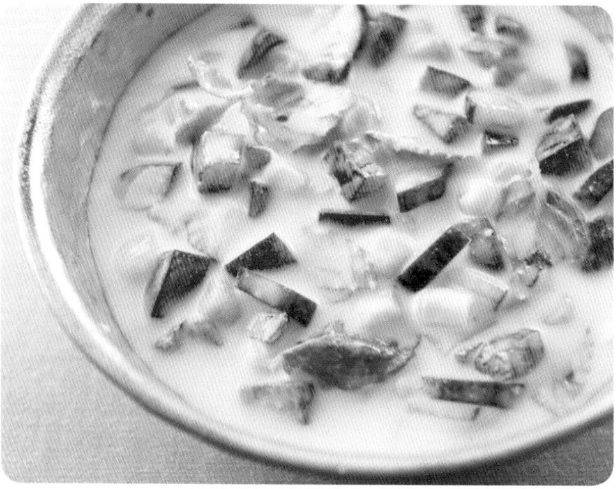

時間
15分

エネルギー	98kcal
たんぱく質	5.0g
糖質	11g
塩分	0.8g

材料（2人分）

パプリカ（赤）……1/4個（50g）
きゅうり……1本
ホールコーン……50g
プレーンヨーグルト……1カップ
A 塩……小さじ1/5
A クミン（粉末）、こしょう……各少々
冷水……1/2カップ
ミント……少々

作り方

1 パプリカは5㎜角に切る。きゅうりは縦に4つ割りにし、7～8㎜幅に切る。ミントは葉を摘む。

2 ボウルにパプリカ、きゅうり、コーンを入れ、Aを加えて混ぜ、10分ほどおく。

3 ヨーグルトを加えて混ぜ、冷水を加えてのばし、ミントを加えて混ぜる。

ココが長寿効果！

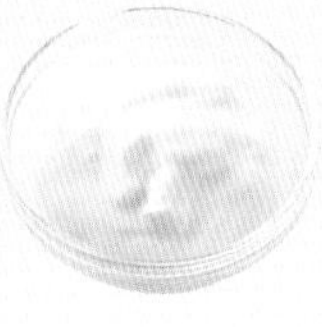

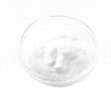

ヨーグルト

ヨーグルトのスープは朝食やランチに取り入れやすくおすすめです。乳酸菌のほか、骨粗鬆症予防に効果的なカルシウムも補給できます。β-カロテン、ビタミンC豊富で抗酸化作用が期待できるパプリカを合わせて。

ふわふわ卵のやさしい舌ざわりが楽しめます

ミモザスープ

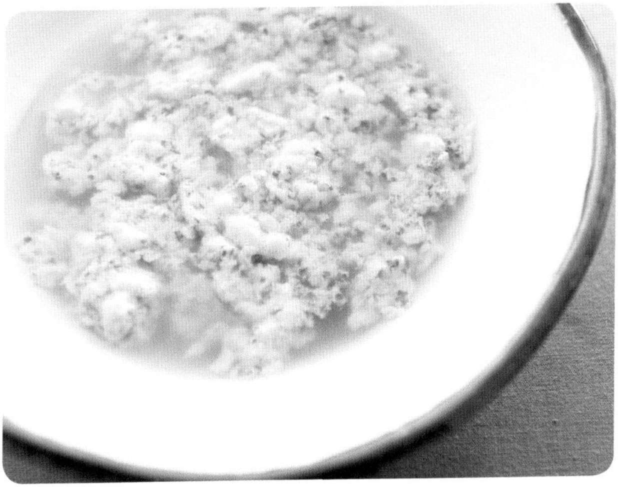

時間 10分

エネルギー	81kcal
たんぱく質	6.4g
糖質	1.6g
塩分	1.0g

材料（2人分）

粉チーズ……大さじ2
卵……1個
パセリ（みじん切り）…大さじ1
A
- パン粉（乾燥）……大さじ1
- 白ワイン……小さじ1

B
- 湯……2カップ
- チキンコンソメ（固形）……1/2個

塩、こしょう……各少々

作り方

1. Aは合わせておく。
2. 鍋にBを入れて中火で煮立てる。
3. ボウルに卵を溶きほぐし、チーズ、**1**、パセリを加えて混ぜる。
4. **2**を塩、こしょうで調味し、**3**を流し入れる。ふんわりしたら軽く混ぜる。

ココが長寿効果！

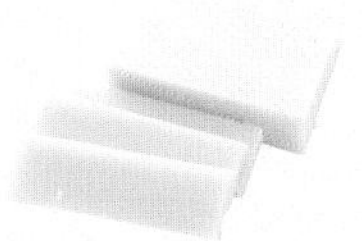

チーズ

チーズは発酵食品であるだけでなく、カルシウム源としても優秀な食材です。またチーズのたんぱく質は消化しやすく、効率よく摂取できます。うまみがあるので、塩分をきかせなくてもおいしく、減塩にも役立ちます。

香ばしく焼いた野菜たっぷり。食物繊維もしっかりとれます

焼き野菜と山いものみそスープ

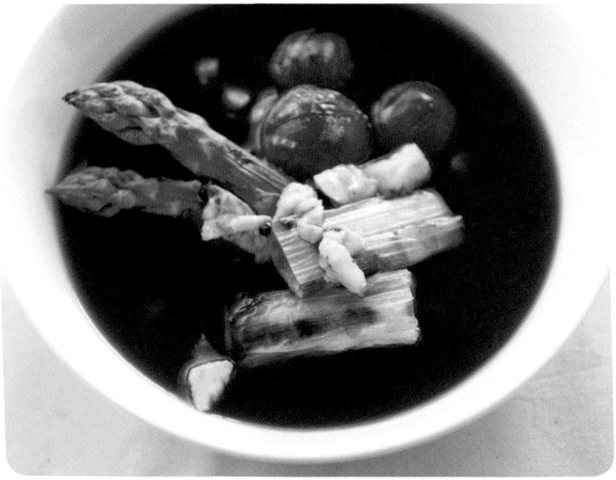

時間
20分

エネルギー	123kcal
たんぱく質	6.9g
糖質	18g
塩分	1.6g

材料（2人分）

やまといも……………100g
グリーンアスパラガス
…………………2本（50g）
プチトマト………………6個
長ねぎ………3/4本（80g）
だし汁………1 1/2カップ
八丁みそ…….. 大さじ11/2

作り方

1 やまといもは皮をむき、酢少々（分量外）を加えた水に20分ほどさらして（時間外）水洗いし、水けを拭く。ひと口大に切ってポリ袋に入れ、麺棒などでたたいて細かくする。

2 アスパラは根元を落として下1/3ほどの皮をピーラーでむく。長ねぎは15～20cm長さに切る。魚焼きグリルでアスパラ、トマトは5～6分、長ねぎは7～8分焼く（片面焼きの場合は途中で裏返し、長めに焼く）。アスパラ、長ねぎは食べやすい長さに切る。

3 鍋にだし汁を温め、みそを溶き入れる。器に**1**、**2**を盛って注ぐ。

ココが長寿効果！

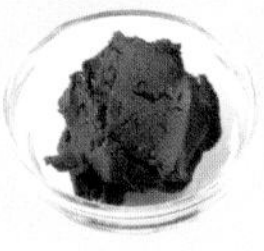

八丁みそ

みその植物性乳酸菌は、胃酸に強く、生きて腸まで到達することができます。腸の働きを正常にして健康な状態を保ちます。

いつものみそ汁をちょっとアレンジ。素朴な味わい

かぼちゃの呉汁

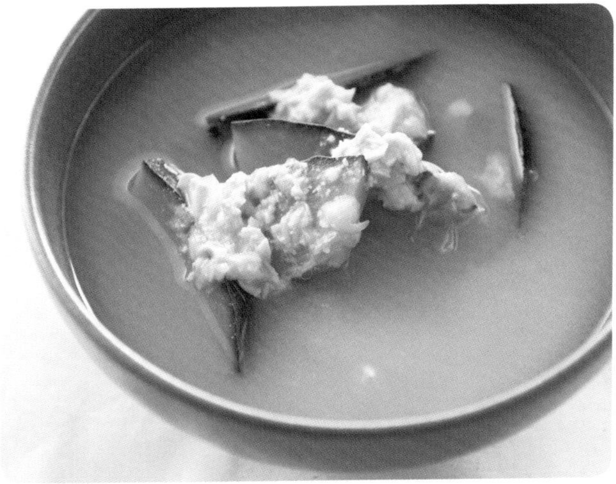

時間 15分

エネルギー	143kcal
たんぱく質	9.7g
糖質	11.1g
塩分	1.9g

材料（2人分）

かぼちゃ……………………100g
蒸し大豆……………………100g
だし汁………… 1 1/2カップ
みそ……………………小さじ4

作り方

1 かぼちゃは5㎜幅のひと口大に切る。大豆はすり鉢ですりつぶす。

2 鍋にだし汁とかぼちゃを入れてふたをし、中火でやわらかくなるまで煮る。

3 みそを溶き入れて**1**の大豆を加え、ひと煮する。

ココが長寿効果！

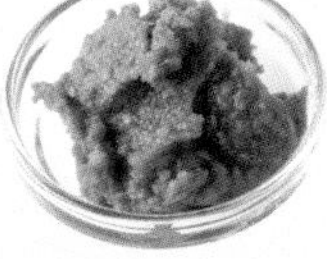

みそ

すりつぶした大豆をみそ汁に入れた汁が「呉汁」です。生きたまま腸に届く植物性乳酸菌が豊富なみそと、食物繊維たっぷりな大豆とかぼちゃで、整腸作用は抜群。大豆レシチンで抗酸化作用も期待大。

大豆の未熟豆である枝豆とみそ。相性は抜群です

枝豆のすり流し

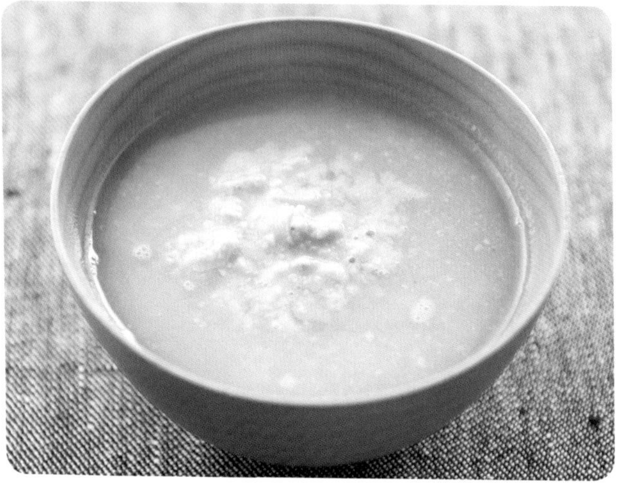

時間
20分

エネルギー	121kcal
たんぱく質	10.3g
糖質	4.7g
塩分	1.6g

材料（2人分）

枝豆（さやつき）……… **250g**
だし汁………… **1 1/2カップ**
みそ…………………… **小さじ4**

作り方

1 枝豆はやわらかめにゆでて冷水にとり、さやからはずして薄皮をむく。すり鉢ですりつぶす。

2 鍋にだし汁を入れて中火にかけ、ふつふつしてきたらみそを溶き入れる。**1**を加えてひと煮する。

ココが長寿効果！

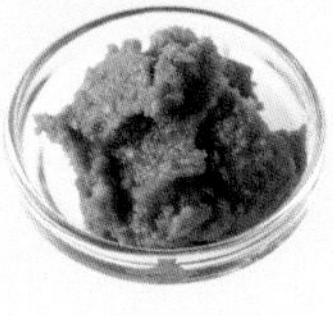

みそ

大豆から作られるみそは、大豆の栄養を受け継いでいるだけでなく、発酵することでアミノ酸やビタミン類も豊富に生成され、より健康効果がアップ。もちろん乳酸菌もたっぷり。枝豆の食物繊維と合わせ、整腸作用もバッチリです。

4章

肉・魚の骨だしの長寿スープ

鶏、トマト、昆布でうまみ成分たっぷり

鶏スペアリブとオクラのトマトスープ

材料（2人分）

鶏スペアリブ ……………… 8本（180g）
オクラ ………… 6本（50g）
玉ねぎ ……… 1/4個（50g）
カットトマト（缶詰） ……………………… 100g

Ⓐ
- 水 ………… 2 1/2カップ
- にんにく（つぶす） ………………… 1/2片
- 昆布 …… 3㎝四方2枚
- 酒 …………… 大さじ2

塩 ……………… 小さじ1/4
こしょう ……………… 少々

作り方

1. 鍋にⒶを入れて20分ほどおく（時間外）。中火で煮立て、鶏肉を入れ、再び煮立ったら弱火にし、アクを取る。落としぶたをしてときどきアクを取りながら、40分ほど煮る（時間外）。
2. 玉ねぎは縦に薄切りにする。
3. **1**にカットトマト、オクラ、**2**を加え、さらに10分ほど煮る。塩、こしょうで調味する。

時間
15分

エネルギー	172kcal
たんぱく質	12g
糖質	5.6g
塩分	0.9g

ココが長寿効果！

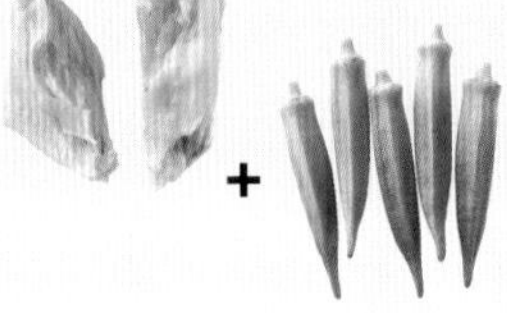

鶏スペアリブ＋オクラ

骨から溶け出るゼラチンが腸粘膜を健康に保ち、オクラのねばねばに含まれる水溶性食物繊維が便秘を改善。腸内環境が整いやすい環境を作り、免疫力アップにつながります。オクラは抗酸化成分も豊富です。

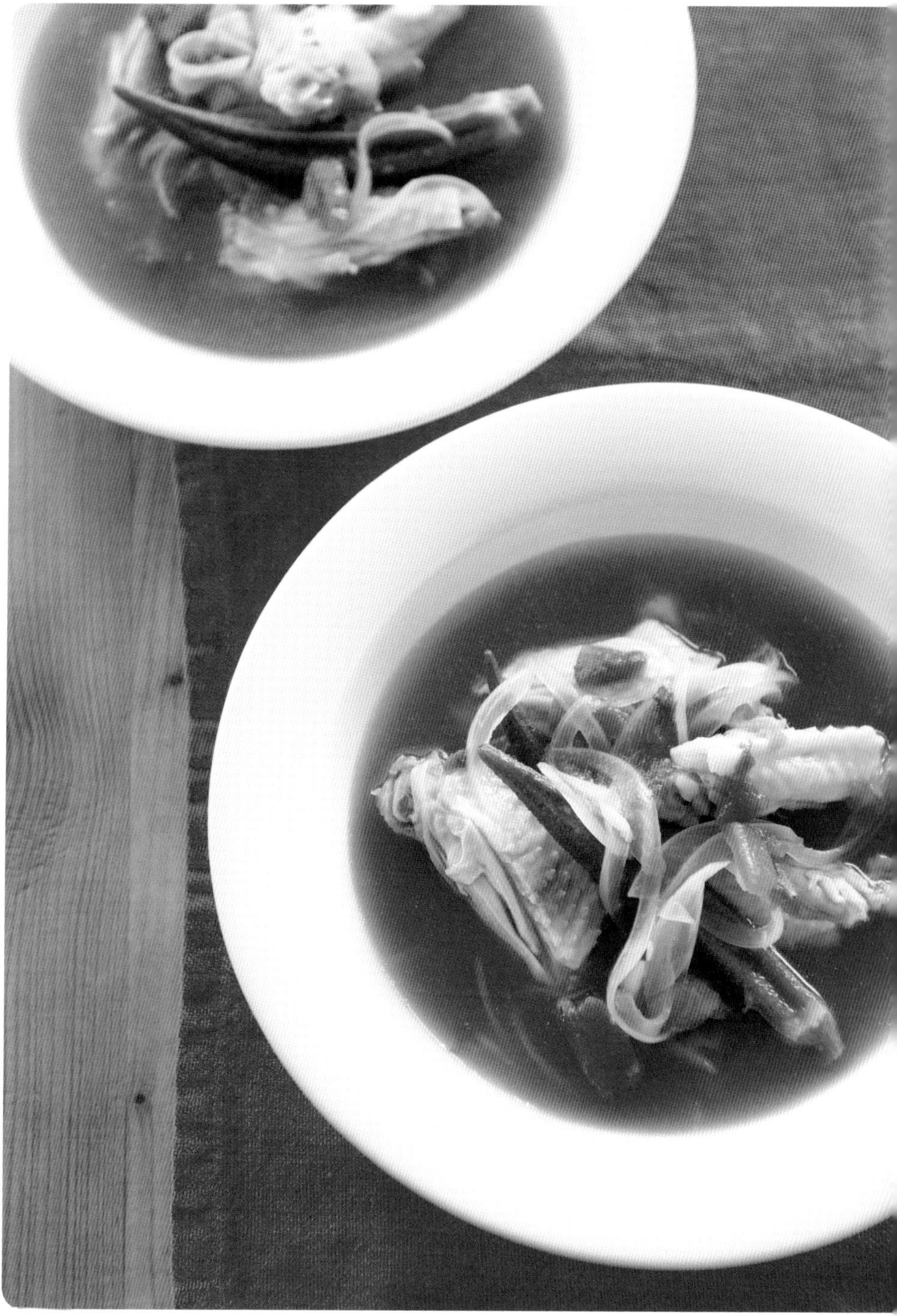

セロリとハーブで香りよく仕上げます

手羽先とマッシュルーム、トマトのスープ

材料（2人分）

- 鶏手羽先……4本（200g）
- マッシュルーム‥4～5個
- トマト……1/2個（100g）
- 玉ねぎ……1/2個（100g）
- セロリ………1/2本（40g）
- Ⓐ
  - 水………2 1/2カップ
  - 白ワイン……大さじ2
  - 昆布……3㎝四方2枚
  - にんにく（つぶす）………………1/2片
  - ローリエ………1/2枚
  - ドライタイム……少々
- 塩………………小さじ1/4
- こしょう………………少々
- タイム（飾り用）……少々

作り方

1 鍋にⒶを入れて20分ほどおく（時間外）。中火で煮立て、鶏肉を入れ、再び煮立ったら弱火にし、アクを取る。落としぶたをしてときどきアクを取りながら、30分ほど煮る（時間外）。

2 マッシュルームは半分に切る。トマト、玉ねぎは大きめのくし形切りにする。セロリは3～4㎝長さに切る。

3 **1**に玉ねぎ、セロリ、マッシュルームを加え、さらに20分ほど煮る。トマトを加えて2～3分煮て、塩、こしょうで調味する。器に盛り、タイムを飾る。

時間 30分

エネルギー	321kcal
たんぱく質	22.7g
糖質	7.2g
塩分	1.0g

ココが長寿効果！

鶏手羽先＋トマト

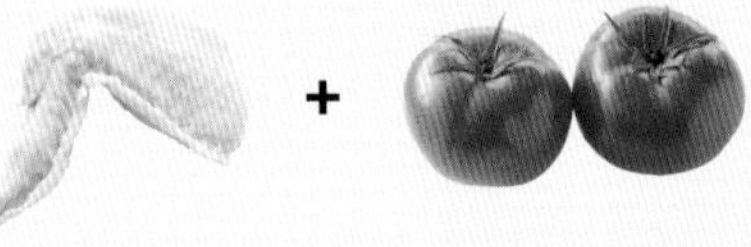

スープに溶け出たコラーゲンは、肌を若々しく保つ成分です。トマトで抗酸化成分を補給すれば、皮膚の老化を防ぎます。

残ったスープをアレンジ！（1人分）

スープ3/4カップを煮立て、モロヘイヤの葉10gを加えてひと煮する。器に盛り、パルミジャーノチーズ5gを削って加える。

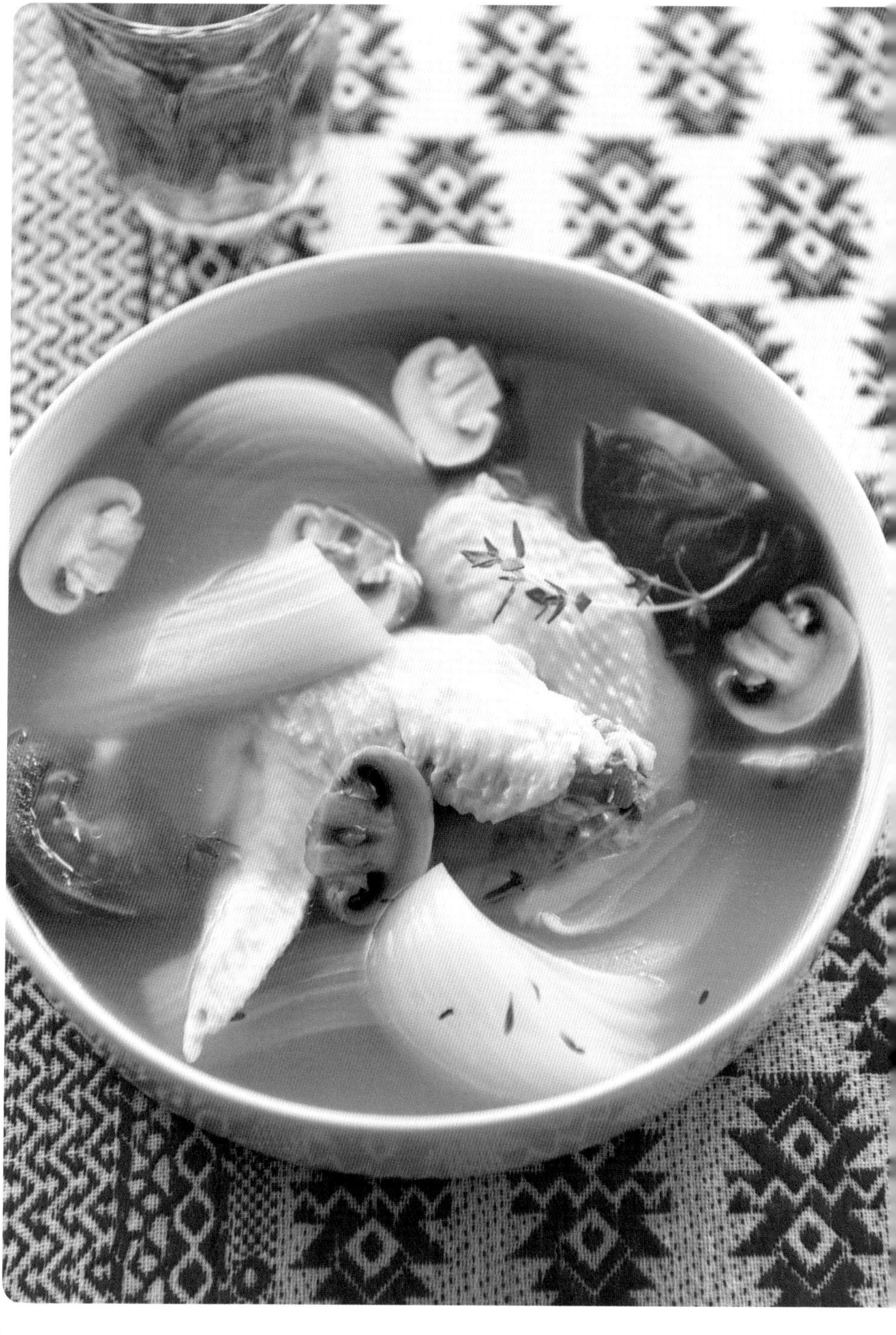

まろやかな味わいのスープは、こしょうをきかせて

手羽先とカリフラワーのクリームスープ

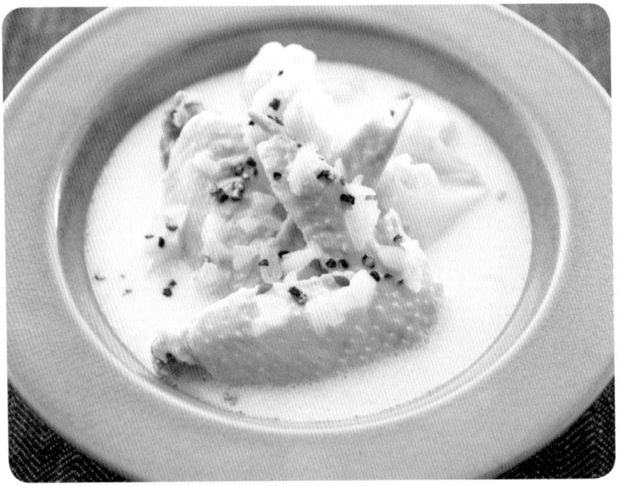

時間 25分

エネルギー	396kcal
たんぱく質	14.2g
糖質	6.0g
塩分	0.9g

材料（2人分）

鶏手羽先……4本（200g）
カリフラワー……1/4株（150g）
玉ねぎ……1/4個（50g）

A
- 水……2カップ
- 白ワイン……大さじ2
- 昆布……3cm四方2枚
- ローリエ……1/2枚

生クリーム（脂肪分36%）……1/2カップ

B
- 塩……小さじ1/4
- おろしにんにく……少々

粗びき黒こしょう……少々

作り方

1 鍋にAを入れて20分ほどおく（時間外）。中火で煮立て、鶏肉を入れ、再び煮立ったら弱火にし、アクを取る。落としぶたをしてときどきアクを取りながら、30分ほど煮る（時間外）。

2 カリフラワーは小房に分ける。玉ねぎは粗みじん切りにする。

3 **1**に**2**を加え、20分ほど煮る。生クリームを加えて5分ほど煮て、Bで調味する。器に盛り、黒こしょうをふる。

ココが長寿効果！

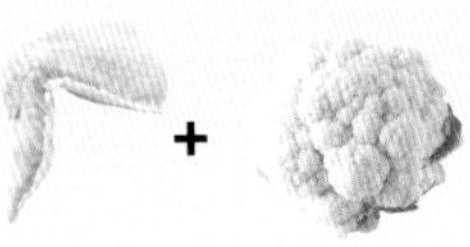

鶏手羽先＋カリフラワー

鶏のコラーゲンと、コラーゲンの生成を進めるカリフラワーのビタミンCが、骨粗鬆症予防や皮膚の若々しさを保ちます。

仕上げのごま油でコクと香りをプラス

手羽先とレタスのスープ

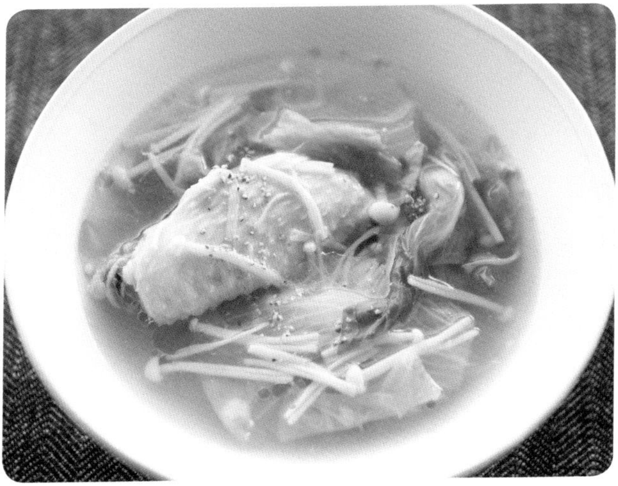

時間 **10分**

エネルギー	185kcal
たんぱく質	11.6g
糖質	3.1g
塩分	0.9g

材料（2人分）

鶏手羽先……4本（200g）
レタス……100g
えのきだけ…1/2袋（50g）
A 水……2 1/2カップ
A 酒……大さじ2
A 昆布……3㎝四方2枚
塩……小さじ1/4
粗びき白こしょう……少々
ごま油……小さじ1

作り方

1 鍋にAを入れて20分ほどおく（時間外）。中火で煮立て、鶏肉を入れ、再び煮立ったら弱火にし、アクを取る。落としぶたをしてときどきアクを取りながら、40分ほど煮る（時間外）。

2 レタスはひと口大にちぎる。えのきだけは3㎝長さに切る。

3 **1**に**2**を加え、4〜5分煮る。塩、白こしょうで調味し、器に盛り、ごま油をふる。

ココが長寿効果！

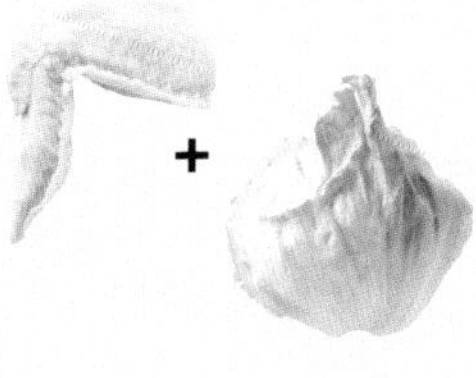

鶏手羽先＋レタス

うまみたっぷりのスープは食事の満足感を高めて食べ過ぎを抑え、肥満予防に働きます。レタスは低エネルギーかつ、食物繊維の優秀な補給源。食後の血糖値の急激な上昇を抑えます。

鶏とごぼう、絶妙の組み合わせ。みつばがアクセント

手羽元とごぼうのみそスープ

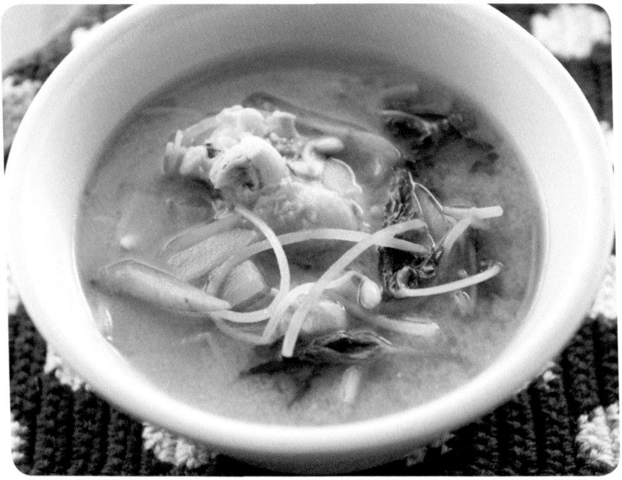

時間
15分

エネルギー	346kcal
たんぱく質	27.1g
糖質	9.8g
塩分	2.4g

材料（2人分）

鶏手羽元……4本（250g）
ごぼう………1/2本（80g）
豆もやし………………80g
みつば…………1束（50g）
A 水………2 1/2カップ
A 酒……………大さじ2
A 昆布……3cm四方2枚
麦みそ…………大さじ2

作り方

1 鍋にAを入れて20分ほどおく（時間外）。ごぼうはささがきにする。

2 Aを中火で煮立て、鶏肉を入れ、再び煮立ったら弱火にし、アクを取る。ごぼうを加え、落としぶたをしてときどきアクを取りながら、40分ほど煮る（時間外）。

3 豆もやしはひげ根を取る。みつばは4～5cm長さに切る。

4 **2**にみそを溶き入れ、**3**を加えてひと煮する。

ココが長寿効果！

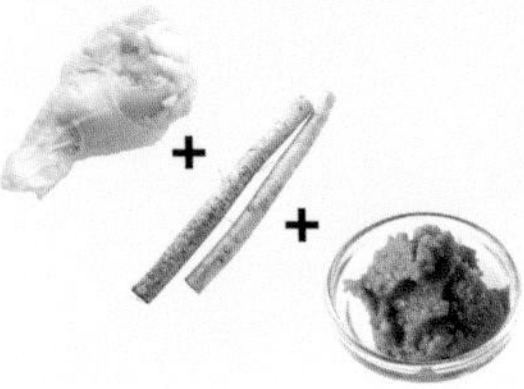

鶏手羽元＋ごぼう＋みそ

骨つき肉を煮出したスープやみそにはグルタミン酸が含まれます。グルタミン酸は腸壁を保護する役割があります。ごぼうも豊富な食物繊維が便秘を改善し、腸の健康をバックアップ。免疫力をアップして病気になりにくい体を作ります。

カレーの香りがふわり。パセリもたっぷり入れましょう

手羽元とキャベツのカレースープ

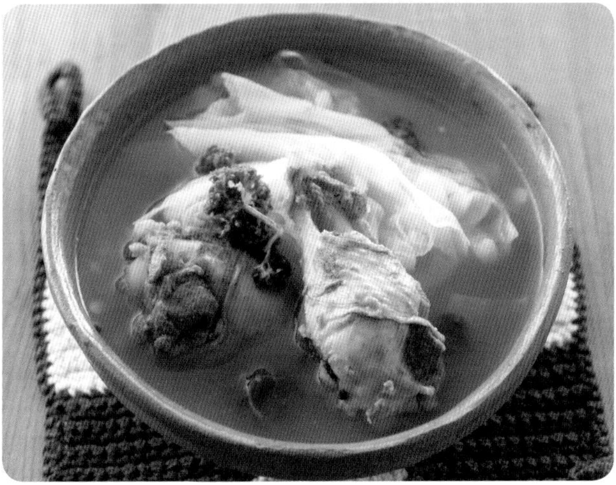

時間
20分

エネルギー	185kcal
たんぱく質	11.6g
糖質	6.2g
塩分	0.9g

材料（2人分）

鶏手羽元……………4本（250g）
キャベツ………1/4個（250g）
パセリ………………………適量
A
- カレー粉…………大さじ1/2
- 塩………………………少々

B
- 水……………2 1/2カップ
- 白ワイン……………大さじ2
- 昆布…………3cm四方2枚
- ローリエ……………1/2枚
- にんにく（つぶす）…1/2片

塩、こしょう…………各少々

作り方

1 鍋にBを入れて20分ほどおく（時間外）。鶏肉にAをもみ込む。

2 Bを中火で煮立て、鶏肉を入れ、再び煮立ったら弱火にし、アクを取る。落としぶたをしてときどきアクを取りながら、30分ほど煮る（時間外）。

3 キャベツは大きめのざく切りにし、**2**に加え、10～15分煮る。パセリをちぎって加えてひと煮し、塩、こしょうで調味する。

ココが長寿効果！

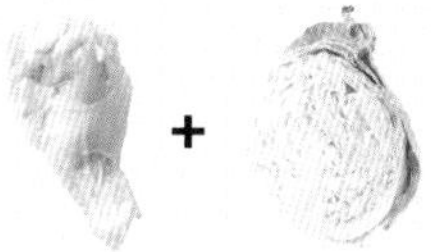

鶏手羽先＋キャベツ

スープのゼラチンが腸のバリア機能を守ります。キャベツのイソチオシアネートと合わせ、がんになりにくい体を作ります。

生野菜をトッピング。食感や味わいに変化がつきます

豚スペアリブと昆布のスープ

材料（2人分）

豚スペアリブ………300g
昆布
…2～3cm幅×15cm 2枚
にんじん………………20g
スプラウト……1/2パック
長ねぎ…………………10cm
Ⓐ
水………2 1/2カップ
酒……………大さじ2
にんにく（つぶす）
……………1/2片
塩………………小さじ1/4
こしょう、
粗びき黒こしょう
……………………各少々

作り方

1 昆布はさっとぬらし、30～40分おいてもどす（時間外）。長さを半分に切って結ぶ。

2 鍋にⒶ、**1**を入れて20分ほどおく（時間外）。中火で煮立て、豚肉を入れ、再び煮立ったら弱火にし、アクを取る。落としぶたをしてときどきアクを取りながら、40分ほど煮る（時間外）。

3 にんじんはせん切り、長ねぎは斜め薄切りにしてそれぞれ冷水にさらし、水けをきる。

4 **2**を塩、こしょうで調味し、器に盛り、**3**とスプラウトをのせる。黒こしょうをふる。

時間 15分

エネルギー	326kcal
たんぱく質	11.5g
糖質	2.9g
塩分	0.8g

残ったスープをアレンジ！（1人分）

玉ねぎ1/2個（50g）は縦に薄切りにする。もずく20g、納豆1/2パック（20g）とともに器に盛り、煮立てたスープ3/4カップを注ぐ。

ココが長寿効果！

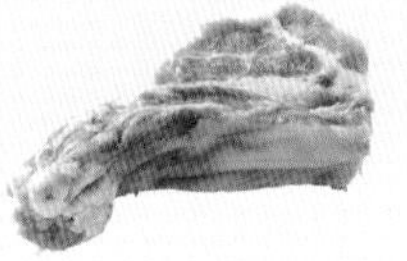

豚スペアリブ

スープでコラーゲンがたっぷりとれて、骨や皮膚の健康をキープ。豚肉はエネルギー代謝に関わるビタミンB_1が豊富。昆布の豊富なミネラルと合わせて、疲労回復に。

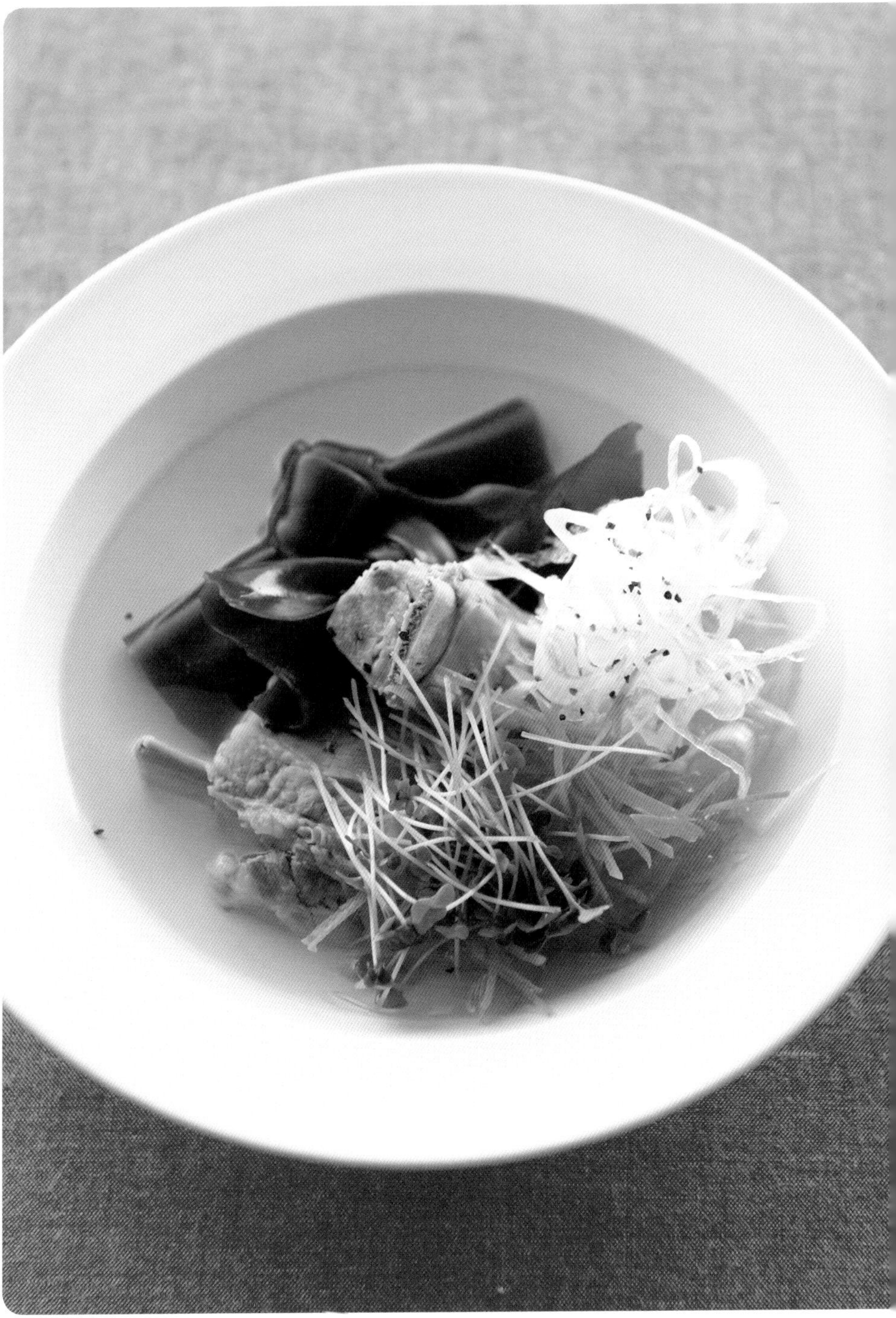

ビーツの独特の風味を、うまみ満載のスープとともに

豚スペアリブとビーツのスープ

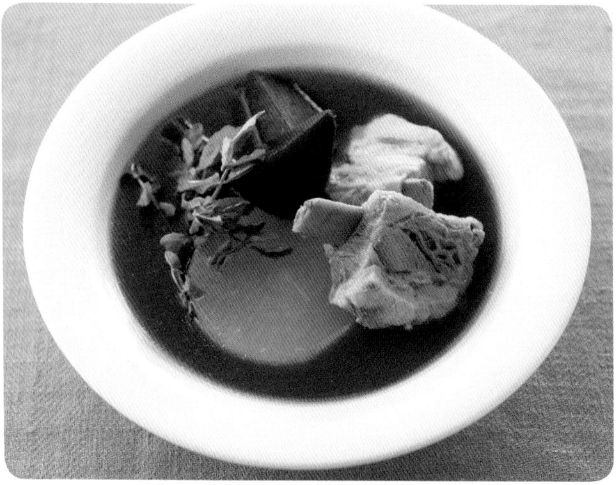

時間
15分

エネルギー	339kcal
たんぱく質	12.3g
糖質	6.8g
塩分	0.9g

材料（2人分）

豚スペアリブ……300g
ビーツ（水煮）……100g
大根……4cm（150g）
A 水……2 1/2カップ
A にんにく（つぶす）……1/2片
A ローリエ……1/2枚
A 昆布……3cm四方2枚
塩……小さじ1/4
こしょう……少々
クレソン……適量

作り方

1 鍋にⒶを入れて20分ほどおく（時間外）。大根は2cm幅の輪切りにし、ビーツは大きめのひと口大に切る。

2 Ⓐを中火で煮立て、豚肉、大根を入れ、再び煮立ったら弱火にし、アクを取る。落としぶたをしてときどきアクを取りながら、40分ほど煮る（時間外）。

3 ビーツを加えてさらに5～6分煮て、塩、こしょうで調味する。器に盛り、クレソンを添える。

ココが長寿効果！

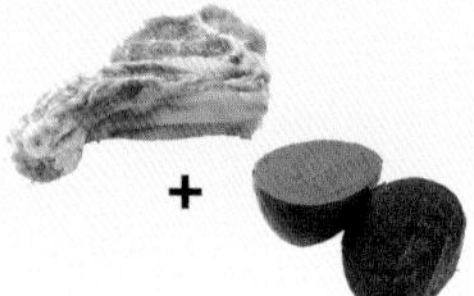

豚スペアリブ＋ビーツ

ビーツの独特の赤い色はベタシニアンという色素成分で強い抗酸化作用があります。スープのコラーゲンやヒアルロン酸と合わせ、アンチエイジングに期待大。

体が内側から温まる、韓国風ピリ辛スープ

豚スペアリブのカムジャタン風スープ

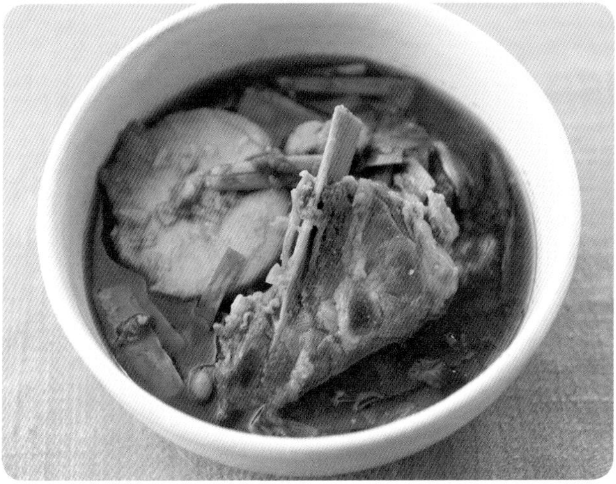

時間
25分

エネルギー	430kcal
たんぱく質	13.7g
糖質	16.7g
塩分	1.5g

材料（2人分）

豚スペアリブ……300g
じゃがいも……小2個（150g）
にら……1/3束（30g）

Ⓐ
水……2 1/2カップ
にんにく（つぶす）……1/2片
しょうが（薄切り）……1/2かけ
昆布……3㎝四方2枚

Ⓑ
長ねぎ（みじん切り）……10㎝
コチュジャン、粉唐辛子…各大さじ1
みそ、ごま油……各大さじ1/2

作り方

1 鍋にⒶを入れて20分ほどおく（時間外）。中火で煮立て、豚肉を入れ、再び煮立ったら弱火にし、アクを取る。Ⓑを加え、落としぶたをしてときどきアクを取りながら、40分ほど煮る（時間外）。

2 じゃがいもは皮をむき半分に切る。にらは3㎝長さに切る。

3 **1**にじゃがいもを加え、さらに12～13分煮る。にらを加えてひと煮する。

ココが長寿効果！

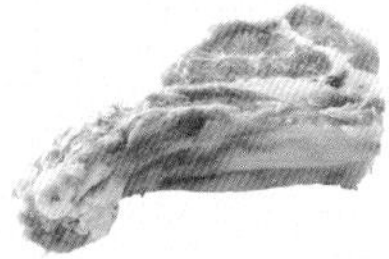

豚スペアリブ

スープにはたっぷりのコラーゲンが溶け出しています。ビタミンCは体内のコラーゲンの生成を進めますので、たっぷりの野菜を合わせて効果をアップしましょう。

いつものおかずを塩味スープにアレンジ

ぶり大根スープ

材料（2人分）

ぶりのあら…300～400g
大根…4cm（150g）
長ねぎ…1本（80g）
Ⓐ 水…2 1/2カップ
Ⓐ 酒…大さじ2
Ⓐ 昆布…3cm四方2枚
塩…少々
大根の葉…少々

作り方

1 鍋にⒶを入れて20分ほどおく（時間外）。中火で煮立て、ぶりを入れ、再び煮立ったら弱火にし、アクを取る。落としぶたをしてときどきアクを取りながら、30分ほど煮る（時間外）。

2 大根は薄い輪切りに、葉は4～5cm長さに切る。長ねぎは4cm長さに切る。

3 **1**に長ねぎを加え、7～8分煮て大根を加える。さらに4～5分煮て塩で調味する。大根の葉を加えてひと煮する。

時間
20分

エネルギー	433kcal
たんぱく質	33.6g
糖質	6.1g
塩分	0.6g

残ったスープをアレンジ！（1人分）

器に大根おろし100g、万能ねぎの小口切り大さじ2を入れ、煮立てたスープ3/4カップを注ぐ。

ココが長寿効果！

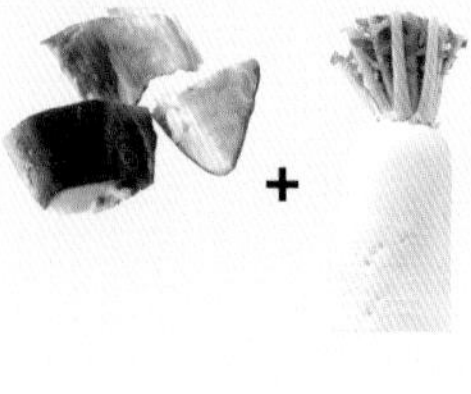

ぶりのあら＋大根

ぶりのDHAは脳細胞を活性化、EPAは血液をさらさらにします。目玉の部分もゼラチンなど栄養豊富なのでぜひどうぞ。大根は食物繊維を含み、ぶりやスープのゼラチンと合わせれば腸の働きをよくする1杯になります。

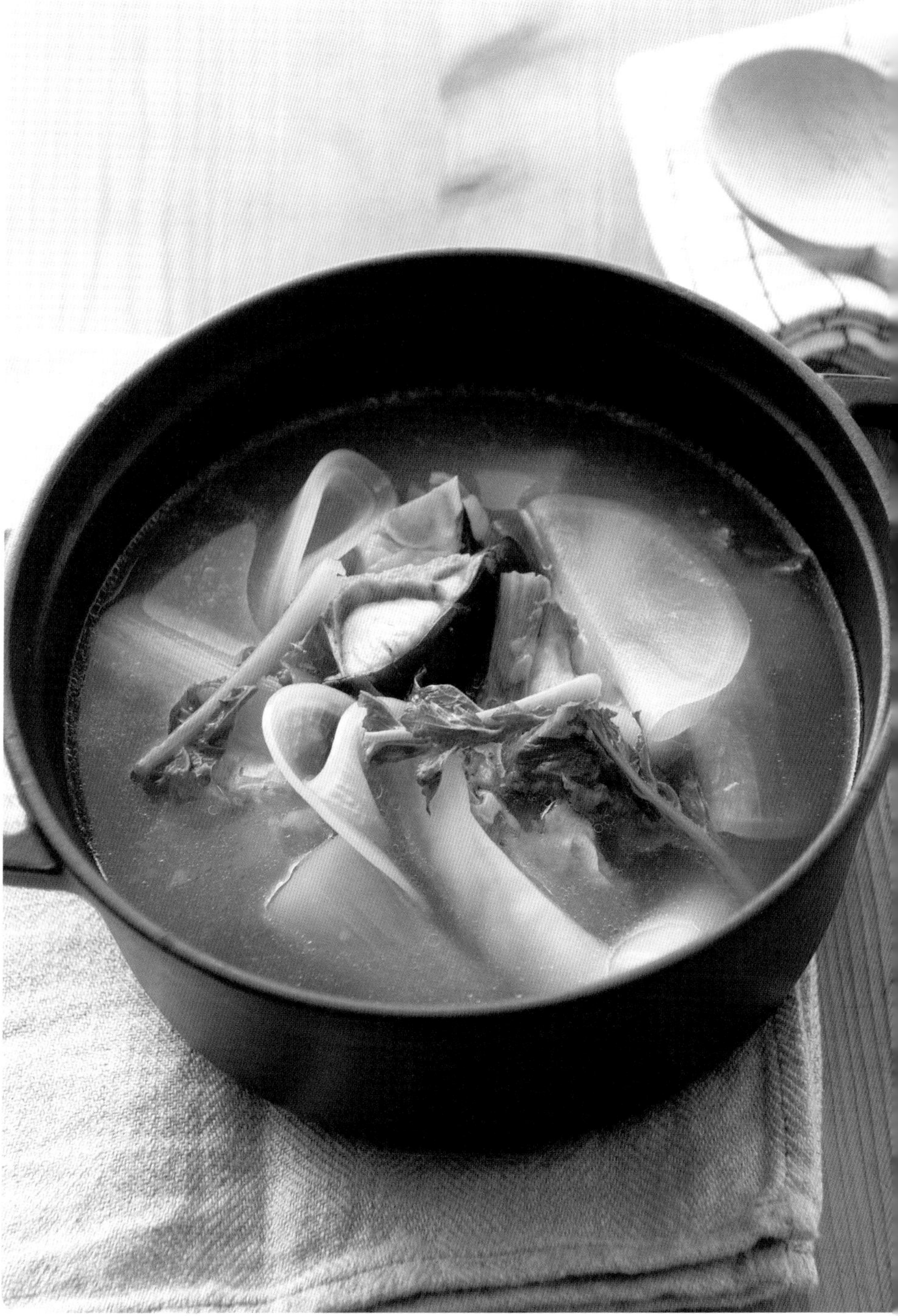

上品なうまみが広がるスープに、わさびが香る

鯛とかぶの和風スープ

材料（2人分）

鯛のあら……300～400g
かぶ………小3個（150g）
かぶの葉………………少々
A
水………2 1/2カップ
酒………………大さじ2
昆布……3cm四方2枚
塩、おろしわさび……………………各少々

作り方

1 鍋にAを入れて20分ほどおく（時間外）。中火で煮立て、鯛を入れ、再び煮立ったら弱火にし、アクを取る。落としぶたをしてときどきアクを取りながら、20分ほど煮る（時間外）。

2 かぶは葉を2cmほど残して切り落とし、縦半分に切る。葉は4～5cm長さに切る。

3 1にかぶを加え、10～15分煮る。かぶの葉を加えてひと煮し、塩で調味する。器に盛り、わさびを添える。

時間
20分

エネルギー	124kcal
たんぱく質	11.1g
糖質	3.9g
塩分	0.5g

残ったスープをアレンジ！（1人分）

やまといも30gは皮をむき、ポリ袋に入れ、麺棒などでたたく。器に盛り、煮立てたスープ3/4カップを注ぎ、粒マスタード小さじ1を添える。

ココが長寿効果！

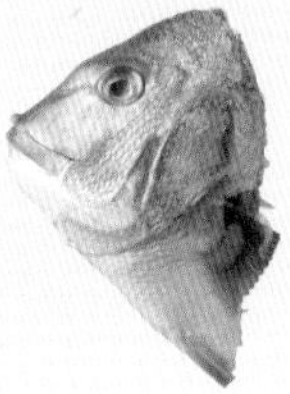

鯛のあら

鯛のあらを煮込んだスープにはグルタミン酸が溶け出しています。グルタミン酸は腸壁を保護するほか、脳の活性化に働きます。またうまみたっぷりのスープは食事の最初に食べるのがおすすめ。満足感が増し、食欲を抑えてくれます。

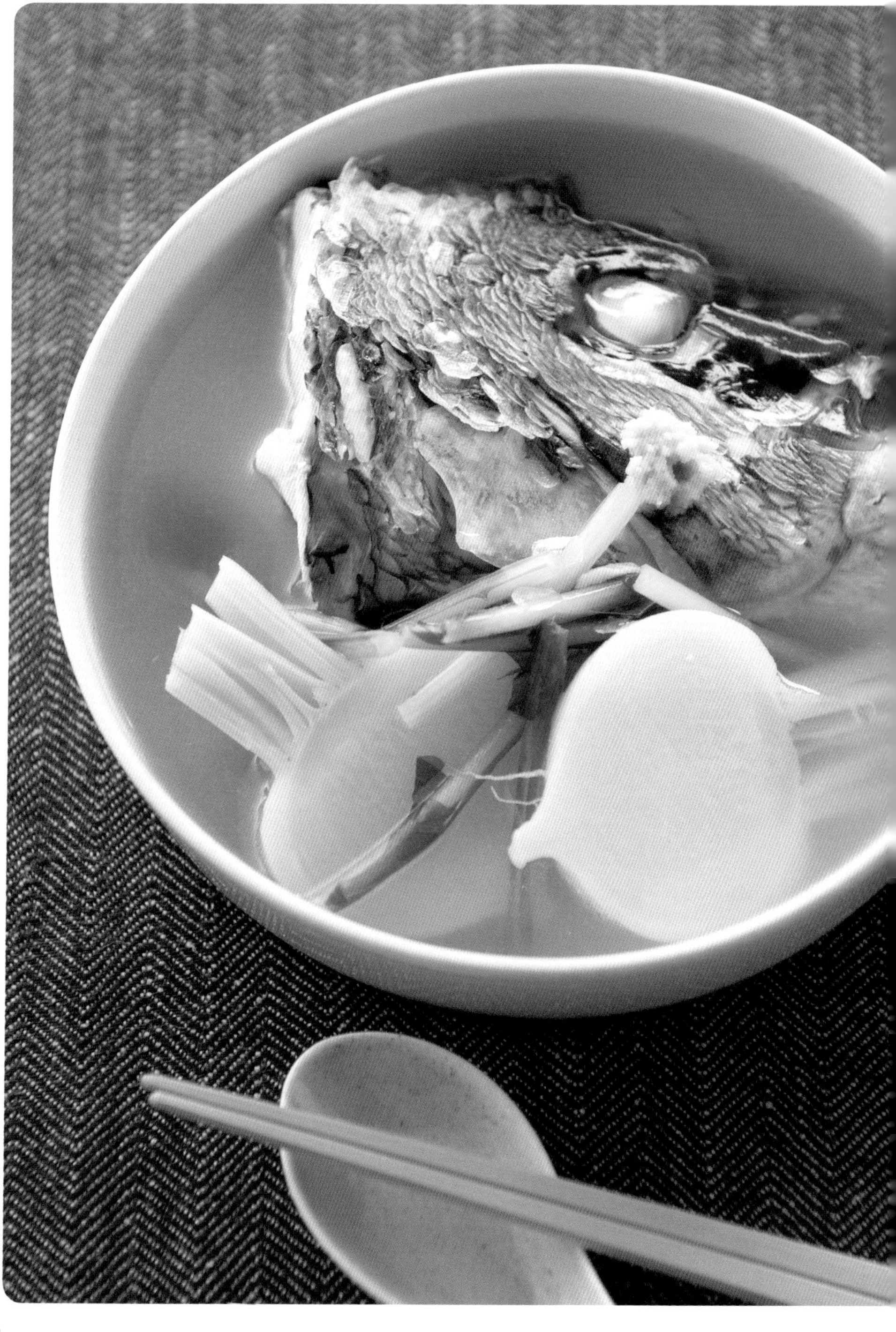

生の玉ねぎで食感よく、血液さらさら効果もアップ

ぶりと干ししいたけのカレースープ

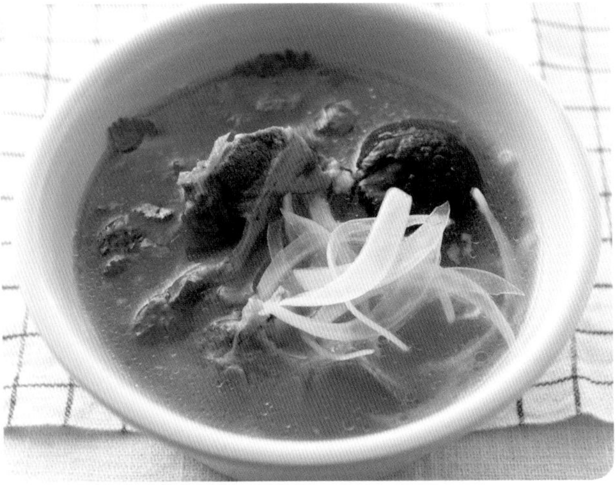

時間
15分

エネルギー	428kcal
たんぱく質	33.2g
糖質	5.0g
塩分	0.5g

材料（2人分）

ぶりのあら……300～400g
干ししいたけ……2枚
玉ねぎ……1/4個（50g）
香菜……少々
Ⓐ
- 水……2 1/2カップ
- 酒……大さじ2
- カレー粉……小さじ2
- 昆布……3㎝四方2枚

砂糖……小さじ1/4
塩……少々

作り方

1 干ししいたけは水につけてもどし（時間外）、水けをしぼって軸を落とす。

2 鍋にⒶを入れて20分ほどおく（時間外）。中火で煮立て、ぶりを入れ、再び煮立ったら弱火にし、アクを取る。**1**を加え、落としぶたをしてときどきアクを取りながら、40分ほど煮る（時間外）。

3 玉ねぎは薄切りにし、冷水にさらしてから水けをきる。香菜は食べやすく切る。

4 **2**を砂糖、塩で調味し、器に盛り、玉ねぎ、香菜を加える。

ココが長寿効果！

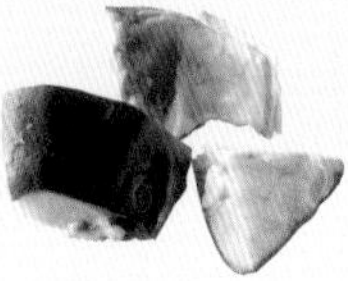

ぶりのあら

ぶりはビタミンDが豊富な食材です。ビタミンDは血中のカルシウム濃度を調節して、骨や歯を健康に保ちます。コラーゲンもたっぷりで、骨粗鬆症予防におすすめ。

ザワークラウト風のキャベツでさっぱり味に

鯛とキャベツのハーブスープ

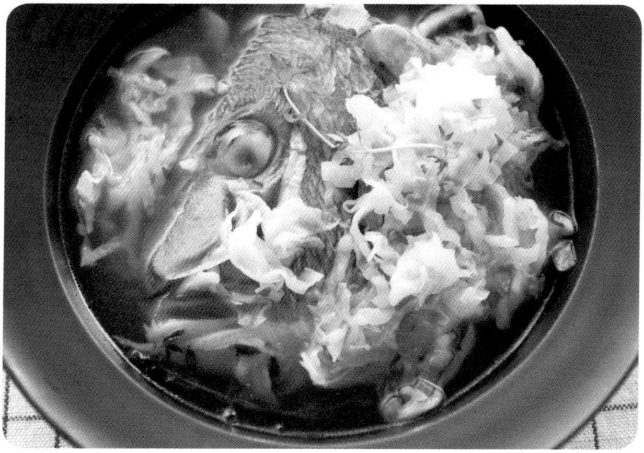

時間
15分

エネルギー	255kcal
たんぱく質	24.2g
糖質	4.4g
塩分	0.4g

材料（2人分）

鯛のあら……300～400g
キャベツ……4枚（150g）
Ⓐ
- 水……2 1/2カップ
- 白ワイン……1/4カップ
- 昆布……3cm四方2枚
- にんにく（つぶす）……1/2片
- ローリエ……1/2枚
- タイム……2本

Ⓑ
- 酢、オリーブ油……各小さじ1
- 砂糖……小さじ1/3

塩……少々
タイム（飾り用）……少々

作り方

1 鍋にⒶを入れて20分ほどおく（時間外）。中火で煮立て、鯛を入れ、再び煮立ったら弱火にし、アクを取る。落としぶたをしてときどきアクを取りながら、30分ほど煮る（時間外）。

2 キャベツは3～4㎜幅の細切りにし、塩小さじ1/2（分量外）をふって混ぜ、20分ほどおく（時間外）。もんでしんなりしたら水けをしっかりとしぼり、Ⓑを混ぜる。

3 **1**に**2**を加えてひと煮し、塩で調味する。器に盛り、タイム少々（分量外）を飾る。

ココが長寿効果！

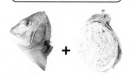

+

鯛のあら＋キャベツ

鯛のあらには、DHA、EPAが豊富。キャベツは食物繊維を多く含みます。生活習慣病の予防に効果がある組み合わせ。

レモンのほどよい酸味のきいた洋風スープ

いわしのレモンスープ

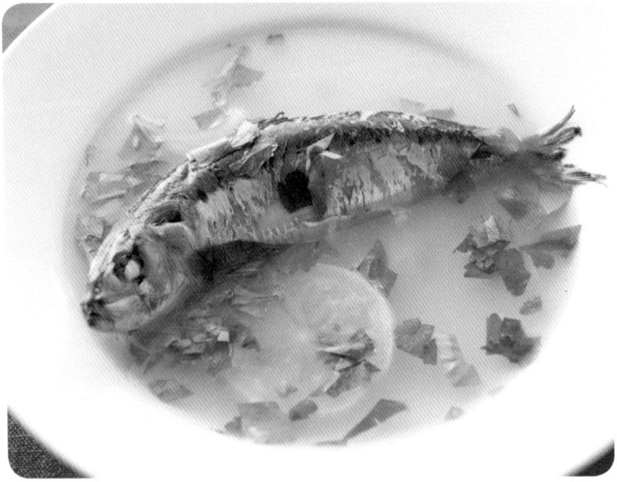

時間
10分

エネルギー	118kcal
たんぱく質	10.4g
糖質	2.8g
塩分	0.5g

材料（2人分）

いわし……………………2尾（260g）
レモン……7～8㎜幅の輪切り2枚
A
水……………………2 1/2カップ
白ワイン………………1/4カップ
にんにく（つぶす）………1/2片
昆布………………3㎝四方2枚
B
レモン汁…………………大さじ1
塩、粗びき白こしょう…各少々
イタリアンパセリ………………少々

作り方

1 鍋にAを入れて20分ほどおく（時間外）。中火で煮立て、いわしを入れ、再び煮立ったら弱火にし、アクを取る。レモンを加え、落としぶたをしてときどきアクを取りながら、30分ほど煮る（時間外）。

2 Bで調味し、器に盛り、刻んだイタリアンパセリをちらす。

ココが長寿効果！

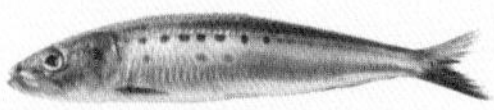

いわし

いわしは副腎を活性化するセレンが豊富で、年々減っていく長寿ホルモン「DHEA」を増やす働きがあります。レモンはいわしの臭みを消すだけでなく、抗酸化作用を持つビタミンCの補給にも役立ちます。

高菜漬けのほどよい酸味がいわしの風味と好相性

いわしと高菜漬け、にらのスープ

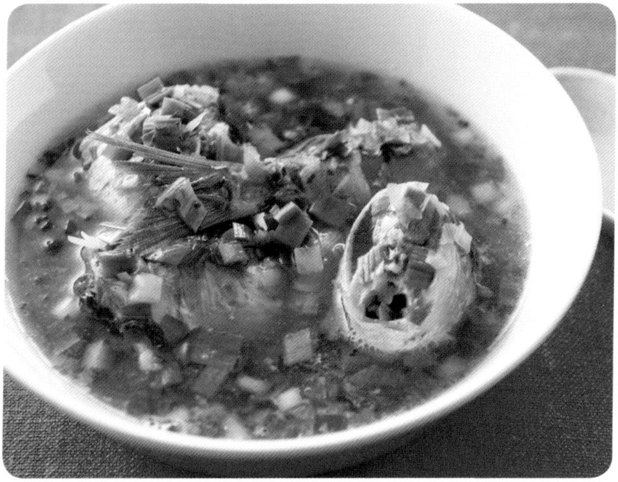

時間
15分

エネルギー	144kcal
たんぱく質	11.3g
糖質	3.6g
塩分	1.4g

材料（2人分）

いわし……2尾（260g）
高菜漬け……30g
にら……1/3束（30g）

A
- 水……2 1/2カップ
- 酒……大さじ2
- 昆布……3cm四方2枚

B
- 長ねぎ（みじん切り）……1/2本
- しょうが（みじん切り）……1かけ
- 赤唐辛子（刻む）……少々

塩……少々
ごま油……小さじ1

作り方

1 鍋にAを入れて20分ほどおく（時間外）。いわしは頭を落として内臓を除き、水洗いして水けを拭く。3〜4cm幅に切る。

2 Aを中火で煮立て、いわしを入れ、再び煮立ったら弱火にし、アクを取る。Bを加え、落としぶたをしてときどきアクを取りながら、30分ほど煮る（時間外）。

3 高菜漬けは細かく刻む。にらは7〜8mm幅に切る。

4 **2**に**3**を加えてひと煮し、塩で調味する。ごま油をふる。

ココが長寿効果！

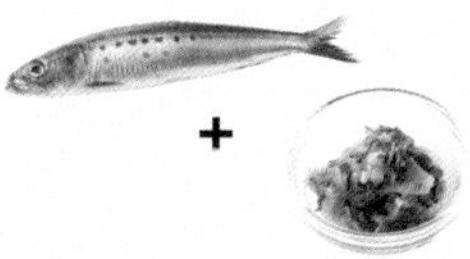

いわし＋高菜漬け

いわしのDHAは脳細胞を活性化し、認知症の予防に。高菜漬けには植物性乳酸菌が豊富で、腸の健康を守ります。

青じそのトッピングで香りのアクセント

さばと大根、もずくのスープ

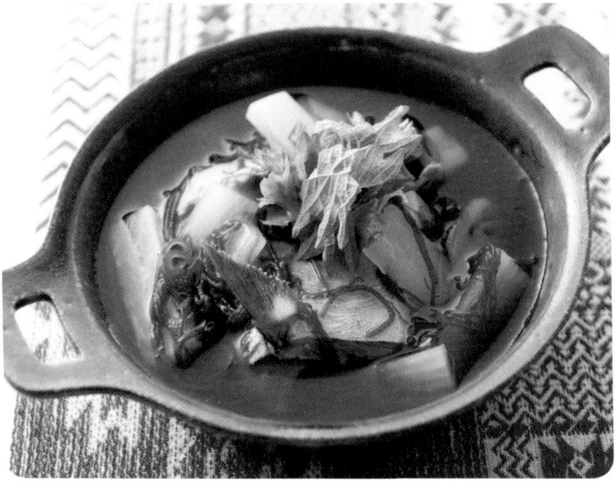

時間
20分

エネルギー	283kcal
たんぱく質	21.3g
糖質	3.9g
塩分	0.8g

材料（2人分）

さば（骨つき半身）……1枚（250g）
大根……4cm（150g）
もずく……1パック（40g）
Ⓐ
- 水……21/2カップ
- 酒……大さじ2
- しょうが（薄切り）……1かけ
- 昆布……3cm四方2枚

塩……少々
青じそ……5枚

作り方

1 鍋にⒶを入れて20分ほどおく（時間外）。さばは3cm幅に切る。

2 Ⓐを中火で煮立て、さばを入れ、再び煮立ったら弱火にし、アクを取る。落としぶたをしてときどきアクを取りながら、20分ほど煮る（時間外）。

3 大根は3～4cm幅の短冊切りにする。**2**に加え、10分ほど煮る。もずくを加えてひと煮し、塩で調味する。器に盛り、青じそをちぎってのせる。

ココが長寿効果！

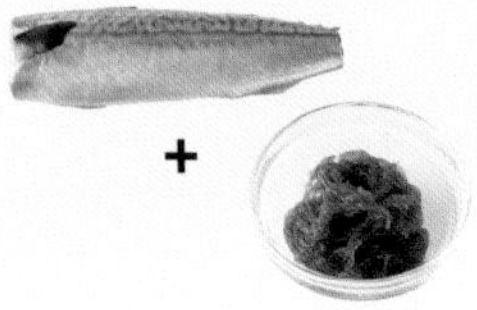

さば＋もずく

免疫力の増強に欠かせない良質なたんぱく質源として優秀なさば。もずくのフコイダンも抗酸化力が強く、免疫力アップにつながります。

煮込むことで酢の酸味がうまみに変わります

あじとミニトマト、わかめのスープ

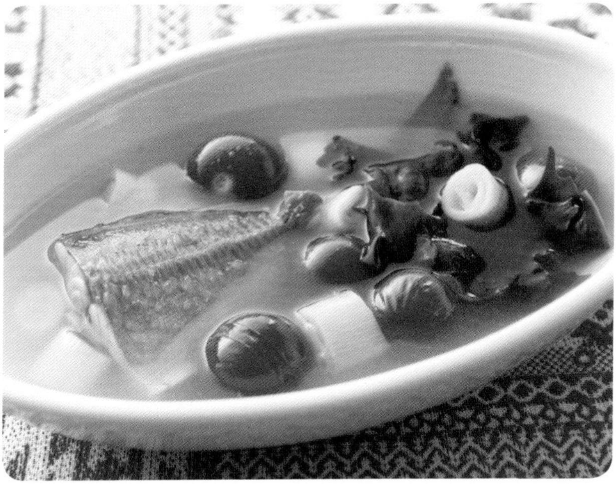

時間 20分

エネルギー	168kcal
たんぱく質	13g
糖質	14.2g
塩分	1.0g

材料（2人分）

- あじ……大1尾（250g）
- ミニトマト……10個
- カットわかめ（乾燥）……3g
- 長ねぎ……1本
- A
  - 水……2カップ
  - 酢……1カップ
  - 酒……大さじ2
  - にんにく（つぶす）……1/2片
  - 昆布……3cm四方2枚
- 塩……少々

作り方

1 鍋にⒶを入れて20分ほどおく（時間外）。あじはえらと内臓を除いて水洗いし、水けを拭く。大きめのぶつ切りにする。

2 Ⓐを中火で煮立て、あじを入れ、再び煮立ったら弱火にし、アクを取る。落としぶたをしてときどきアクを取りながら、30分ほど煮る（時間外）。

3 わかめは水につけてもどす。長ねぎは1.5cm幅に切る。

4 **2**に長ねぎを加えて4～5分煮る。ミニトマト、わかめを加えてひと煮し、塩で調味する。

ココが長寿効果！

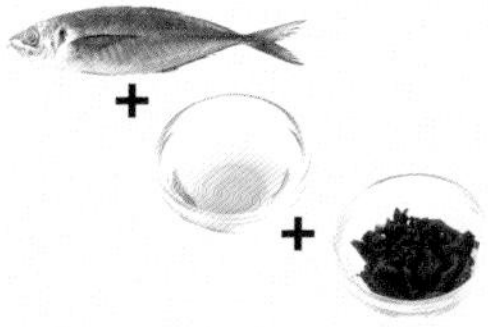

あじ＋酢＋わかめ

酢を加えて煮込むことで、あじの骨のカルシウムやコラーゲンがたっぷり溶け出します。カルシウム豊富なわかめを合わせて、骨や歯の健康をキープする働きをアップしましょう。

ヨーグルトとトマトのほどよい酸味で後味さっぱり

さんまのヨーグルトスープ

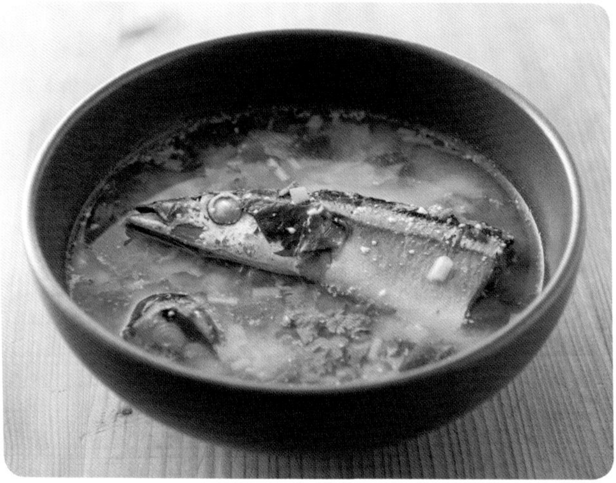

時間
10分

エネルギー	303kcal
たんぱく質	16.6g
糖質	6.7g
塩分	0.7g

材料（2人分）

さんま……2尾（240g）
プレーンヨーグルト……1/2カップ
トマト……1/2個（100g）
香菜……5～6本

Ⓐ
- 水……2カップ
- 酒……大さじ2
- にんにく（つぶす）……1/2片
- 昆布……3㎝四方2枚
- クミンシード……小さじ1

塩……少々

作り方

1 鍋にⒶを入れて20分ほどおく（時間外）。さんまは長さを3等分に切り、内臓を除いて水洗いし、水けを拭く。

2 Ⓐを中火で煮立て、さんまを入れ、再び煮立ったら弱火にし、アクを取る。落としぶたをしてときどきアクを取りながら、30分ほど煮る（時間外）。

3 トマトは1㎝角に切る。香菜は細かく刻む。

4 **2**にヨーグルト、トマトを加えてひと煮し、塩で調味する。香菜を加える。

ココが長寿効果！

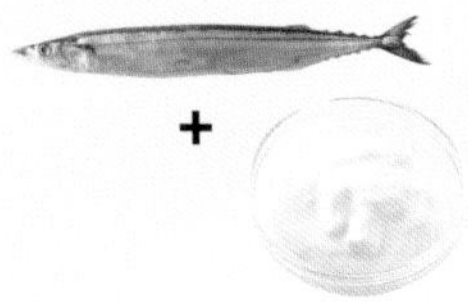

さんま＋ヨーグルト

発酵食品であるヨーグルトは、腸内環境を整えて免疫力をアップ。ゼラチンの溶け出たスープに加えれば、より効果的な1杯になります。さんまのDHA、EPAは血液をさらさらに。

うまみと塩けの発酵食品、アンチョビを調味料に

金目鯛とトマトのスープ

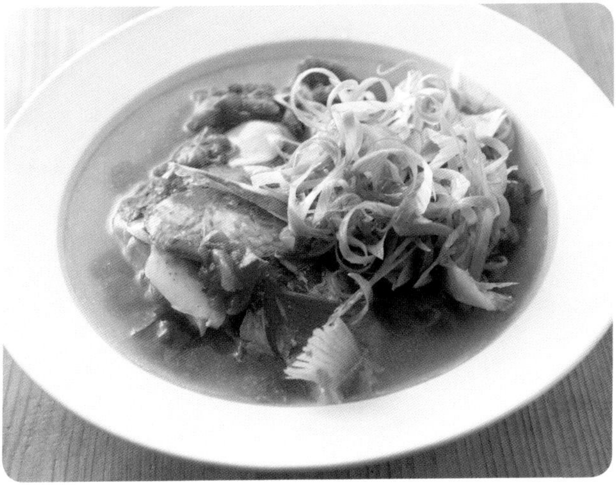

時間
10分

エネルギー	214kcal
たんぱく質	22.5g
糖質	5.2g
塩分	1.2g

材料（2人分）

- 金目鯛のあら…300～400g
- トマト…1個（200g）
- アンチョビ…2枚（10g）
- わけぎ…2本（30g）
- A
  - 水…2 1/2カップ
  - にんにく（つぶす）…1/2片
  - 昆布…3㎝四方2枚
- 塩…少々

作り方

1 鍋にAを入れて20分ほどおく（時間外）。トマトはひと口大に切る。アンチョビは刻む。

2 Aを中火で煮立て、金目鯛を入れ、再び煮立ったら弱火にし、アクを取る。トマト、アンチョビを加え、落としぶたをしてときどきアクを取りながら、40分ほど煮る（時間外）。

3 わけぎは斜め薄切りにして、冷水にさらし水けをきる。

4 **2**を塩で調味し、器に盛り、**3**をのせる。

ココが長寿効果！

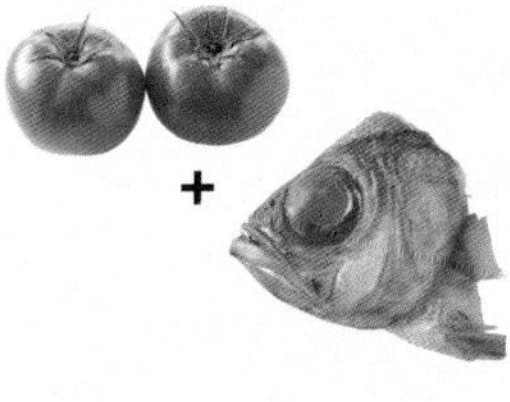

金目鯛のあら＋トマト

スープに溶け出たコラーゲンやヒアルロン酸は、皮膚のしわやたるみの改善に効果があるといわれています。トマトのリコピンも、強い抗酸化作用で肌のトラブルを防ぎ、若々しい肌作りに役立ちます。

すっとするミントの香りが意外な好相性

かれいとレンズ豆のスープ

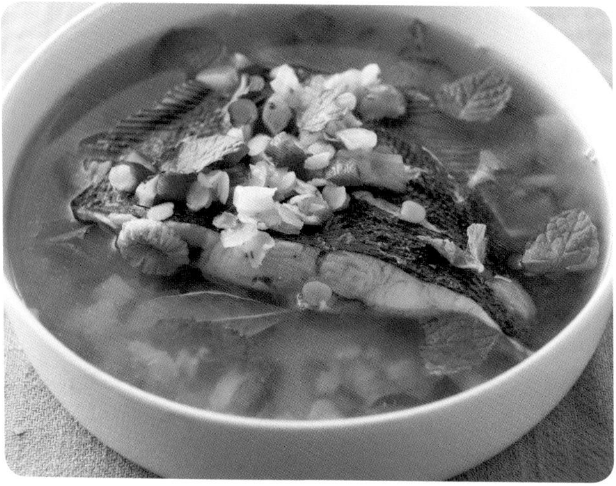

時間
10分

エネルギー	155kcal
たんぱく質	18.9g
糖質	10.7g
塩分	0.6g

材料（2人分）

かれい……………2切れ（300g）

A
- 水…………………2 1/2カップ
- 白ワイン……………大さじ2
- 昆布……………3cm四方2枚

B
- レンズ豆……………………30g
- パプリカ（赤）…1/4個（50g）
- 玉ねぎ……………1/4個（50g）
- ローリエ……………………小1枚
- ドライタイム………………少々

塩、スペアミント…………各少々

作り方

1 鍋にAを入れて20分ほどおく（時間外）。Bのパプリカ、玉ねぎは5mm角に切る。

2 Aを中火で煮立て、かれいを入れ、再び煮立ったら弱火にし、アクを取る。Bを加え、落としぶたをしてときどきアクを取りながら、30分ほど煮る（時間外）。

3 塩で調味し、器に盛り、ミントの葉を摘んで散らす。

ココが長寿効果！

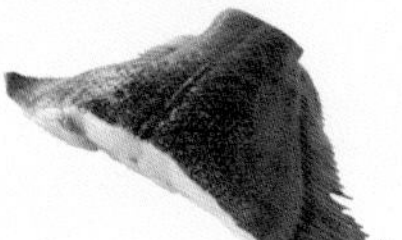

かれい

かれいのうまみたっぷりのスープは、食事の最初に食べることで満足感を得やすく、食べ過ぎを防いで肥満予防につながります。食物繊維豊富な豆を合わせてより効果アップ。

材料別索引

あ行

あ	アーモンド	38
	青じそ	118
	赤唐辛子	54、56、82、117
	あじ	119
	厚揚げ	74
	油揚げ	39
	アボカド	67
	甘麹	79、80
	アンチョビ	44、121
い	イタリアンパセリ	116
	いりこ	79
	いわし	116、117
う	梅干し	36、81
え	枝豆（さやつき）	96
	えのきだけ	70、103
	えび（殻つき）	65
	エリンギ	52
お	オクラ	65、75、98

か行

か	貝割れ菜	39
	カットトマト（缶詰）	38、44、98
	カットわかめ（乾燥）	58、119
	かぶ	68、112
	かぼちゃ	95
	カリフラワー	51、102
	かれい	122
き	きくらげ（乾燥）	61
	キャベツ	42、105、115
	牛こま切れ肉	63、78
	牛乳	6、46、48、52、55、63

	牛ひき肉	72
	きゅうり	68、92
	金目鯛のあら	121
く	グリエールチーズ（シュレッドタイプ）	90
	グリーンアスパラガス	94
	クレソン	64、108
け	削り節	36
こ	粉チーズ	93
	ごぼう	50、56、104
	昆布	48、50、98、100、102、103、104、105、106、108、109、110、112、114、115、116、117、118、119、120、121、122

さ行

さ	酒粕	52、81
	さけ水煮缶	62
	さつまいも	81
	さば（骨つき半身）	118
	さやえんどう	56
	さんま	120
し	塩麹	76、78
	塩昆布	37
	しば漬け	38、87
	しめじ	52
	じゃがいも	109
	香菜（しゃんつぁい）	66、114、120
	しょうが	42、58、59、84、109、117、118
	しらす干し	36、42
	白いりごま	56
す	酢	54、80、84、115、119
	すいか	68
	スプラウト	106
	スペアミント	60、92、122
せ	セロリ	79、100

た行

た	大根	58、76、108、110、118
	鯛のあら	112、115
	タイム	50、55、88、100、115
	高菜漬け	86、117
	卵	61、93
	玉ねぎ	6、44、46、48、51、52、63、78、90、98、100、102、114、122
ち	ちりめんじゃこ	87
	チンゲン菜	70
つ	ツナ（水煮缶詰）	38、66
と	豆乳（成分無調整）	39、66、86
	豆苗	54
	トマト	37、60、64、72、100、120、121
	ドライオレガノ	38、50、60
	ドライタイム	38、51、60、62、63、88、100、122
	ドライバジル	50
	ドライパセリ	37
	鶏スペアリブ	98
	鶏手羽先	100、102、103
	鶏手羽元	104、105
	とろろ昆布	36

な行

な	長ねぎ	37、60、76、84、94、106、109、110、117、119
	なす	44
	納豆	72、75
	なめこ	54
に	にら	109、117
	にんじん	48、52、56、106
	にんにく	42、44、50、51、54、60、61、63、64、65、66、68、72、78、86、88、90、98、100、102、105、106、108、109、115、116、119、120、121
ぬ	ぬか漬け（きゅうり、にんじん、かぶなど）	39、84

は行

は	白菜	62
	白菜キムチ	70、74
	白菜漬け	82
	パセリ	44、62、93、105
	八丁みそ	75、94
	パプリカ（赤）	44、66、92、122
	万能ねぎ	6、36、46、81
ひ	ビーツ（水煮）	78、108
	ピーナッツ	66
	ひじき	56
ふ	豚スペアリブ	106、108、109
	豚ひき肉	86
	豚ヒレ肉	58
	豚ロース薄切り肉	70、82
	プチトマト	94
	ぶりのあら	110、114
	ブルーチーズ	51
	プレーンヨーグルト	38、67、88、92、120
	ブロッコリー	52
へ	ベーコン	48
ほ	ほうれん草	61
	ホールコーン	92
	干ししいたけ	114

ま行

ま	まいたけ	52
	まぐろの刺身（赤身）	37
	マッシュルーム	55、100
	豆もやし	104
み	みそ	95、96、104、109
	みつば	36、104
	ミニトマト	119
む	蒸し大豆	95
め	めかぶ	39、75

も	もずく	81、84、118
	木綿豆腐	54、59、76、87
	モロヘイヤ	63、72

や行

や	焼き鶏（レバー・たれ味）	64
	焼きのり	36、59
	やまといも	66、94

ら行

り	緑茶	37、39
	りんご	80
れ	レタス	87、103
	レモン	67、116
	レンズ豆	65、122

わ行

わ	わけぎ	121

[著者]

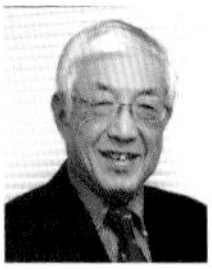

藤田紘一郎（ふじた・こういちろう）

1939年、旧満州生まれ、東京医科歯科大学医学部卒、東京大学大学院医学系研究科修了、医学博士。テキサス大学留学後、金沢医科大学教授、長崎大学医学部教授、東京医科歯科大学教授を経て、現在、東京医科歯科大学名誉教授。

専門は、寄生虫学、熱帯医学、感染免疫学。1983年、寄生虫体内のアレルゲン発見で、日本寄生虫学会小泉賞を受賞。2000年、ヒトATLウイルス伝染経路などの研究で、日本文化振興会・社会文化功労賞、国際文化栄誉賞を受賞。

おもな著書に、『50歳からは炭水化物をやめなさい』（大和書房）、『脳はバカ、腸はかしこい』（三笠書房知的生きかた文庫）、『腸をダメにする習慣、鍛える習慣』『人の命は腸が９割』『ヤセたければ、腸内「デブ菌」を減らしなさい！』『免疫力』（以上ワニブックスPLUS新書）などがある。

[料理]

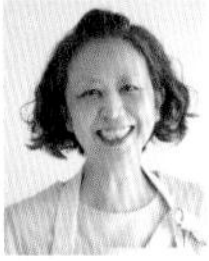

検見﨑聡美（けんみざき・さとみ）

管理栄養士、料理研究家。シンプルで簡単なのにおいしいレシピで人気。管理栄養士の立場から、ダイエットはもちろん、生活習慣病の予防や免疫力アップといった健康を考えた食事を提案している。和食をベースにした家庭料理はもちろん、中華やエスニックとアレンジの幅も広く、毎日の食事に変化をつけられることも好評。

近著に、『おかずがいらない炊き込みごはん』（青春出版社）、『親が喜ぶごはんを冷凍で作りましょう』（主婦の友社）、『作りおきができる減塩おかず』（女子栄養大学出版部）などがある。

免疫専門医が毎日飲んでいる長寿スープ

2020年10月20日　第１刷発行
2020年11月20日　第３刷発行

著　者——藤田紘一郎
発行所——ダイヤモンド社
〒150-8409　東京都渋谷区神宮前6-12-17
https://www.diamond.co.jp/
電話／03･5778･7233（編集）　03･5778･7240（販売）

ブックデザイン—梅井靖子（フレーズ）
料理————検見﨑聡美
撮影————千葉充
スタイリング—黒木優子
調理アシスタント—大木詩子
栄養計算——落合貴子
校正————星野由香里
製作進行——ダイヤモンド・グラフィック社
印刷————勇進印刷
製本————ブックアート
編集協力——久保木薫
編集担当——中村直子

ISBN 978-4-478-11124-6